1週間で勝手に自律神経が整っていく体になるすごい方法

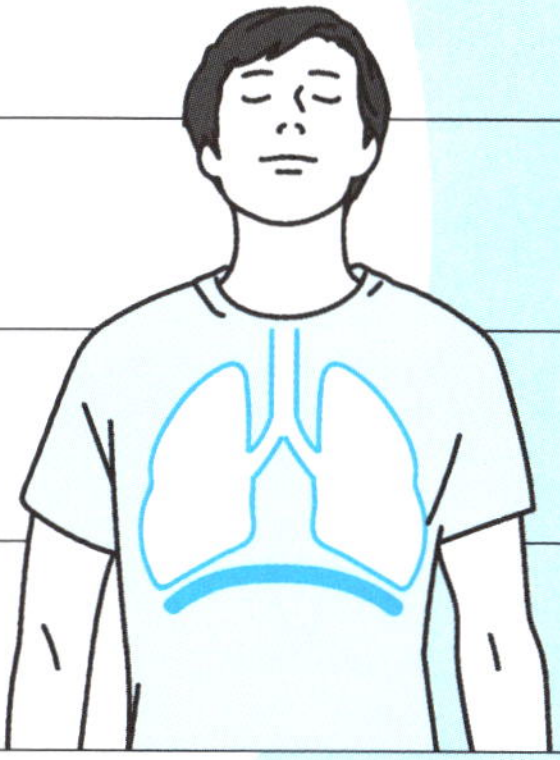

順天堂大学医学部教授
小林弘幸

日本文芸社

はじめに

「いろいろな不調があって病院に行って検査をしたものの、何の病気でもなかったんです」
「なんだか毎日体がダルいのに、原因がわからないんです」

自律神経が乱れると、そうおっしゃる方が多くいます。こういった病名のつかない症状は、昔であれば「気のせい」ということで「様子を見ましょう」と終わらせられていました。

しかし今では『自律神経』の存在が認知されてきたことで、確かにそこにある症状だということが理解されるようになってきたように思います。

ご自身で感じられている不調を「もしかして自律神経のせいでは？」と思ってこの本を手に取った方も多いのではないでしょうか。

また、そういった不調は病院で原因がわからなくても、本人としてはハッキリ痛みや不快感があるし、動悸や過呼吸などを引き起こす場合もあり、相当つらい思いをしていることでしょう。

だからこそ、すぐにでも治したいと、整体、整骨、鍼治療、漢方、サプリなど、いろいろなものを試し、少しでも不快な症状を抑えようとしている方もいらっしゃると思います。

そこで本書では、**すばやく自律神経の乱れを整えるために、これまで私が研究してきた方法の中から厳選して〝1週間プログラム〟を考案しました。**

プログラムはたったの5つ。

- **1時間早く起きて、ゆったりと朝食の時間をとって〝ハチミツヨーグルト〟を食べる**
- **深く息を吐いて、副交感神経を優位にする〝1：2の呼吸法〟**
- **入浴前に自律神経が整う〝ちょいスクワット〟をする**
- **1分で気持ちがラクになる〝自分のストレスがわかる日記〟を書く**
- **全身の緊張がとけてぐっすり眠れる〝タッピング睡眠〟をする**

どれも手間がかからないものばかりです。

しかし**これが自然にできるようになれば、あなたの体はいつの間にか〝勝手に自律神経が整っていく体〟になっているはずです。**

自律神経が乱れてしまう方の多くはいろいろなストレスを抱えています。そういったストレスは無くそうと思ってもなかなか無くせるものではありません。ですが、そんな環境の中でも自分の自律神経に対してできることはあります。

まずは1週間、気軽にチャレンジしてみませんか。

そして、心と体がラクになっていくのを感じてください。

この本をきっかけに皆さんの自律神経が整い、心身ともに健やかな時間が過ごせることを願っています。

順天堂大学医学部教授　**小林弘幸**

神経が整っていく体になるすごい方法

簡単な習慣を始めて、心と体をラクにしましょう。

＼検査してもわからない不調や症状の原因は／

自律神経の乱れだった

肩こりが
改善しない

腰痛がひどくて
レントゲンを
撮ったけど異常なし。
なぜ?

頭痛が
続いているから
病院に行ったけど、
原因わからず

イライラ
する!

何をしても
うまくいかない
気がする

**原因不明だけど
なんだかしんどいっ!**

眠れない

病院に行ったら
「様子を見ましょう」
っていわれた。
よくわからない

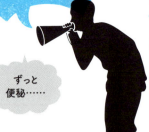

ずっと
便秘……

だるいっ!

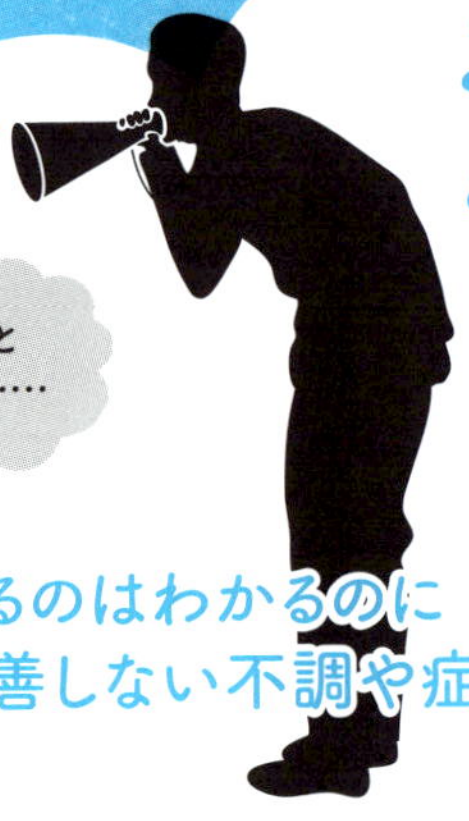

心と体が悲鳴をあげているのはわかるのに
検査しても原因がわからず改善しない不調や症状

↓

それは**自律神経が乱れている**からかも?

1週間で勝手に自律

原因不明の体調不良は、実は自律神経の乱れかもしれません。自律神経を整えるための

＼キーワードは3つ／

自律神経は自分で整えられる

1 ＋ 朝の過ごし方

2 ＋ ストレスの解消

3 ＋ リラックスする

この3つを
意識した行動を
日常の中に取り入れるだけで、
その不調は
改善するかもしれません。

＼乱れた自律神経は／

簡単な習慣で改善できる！

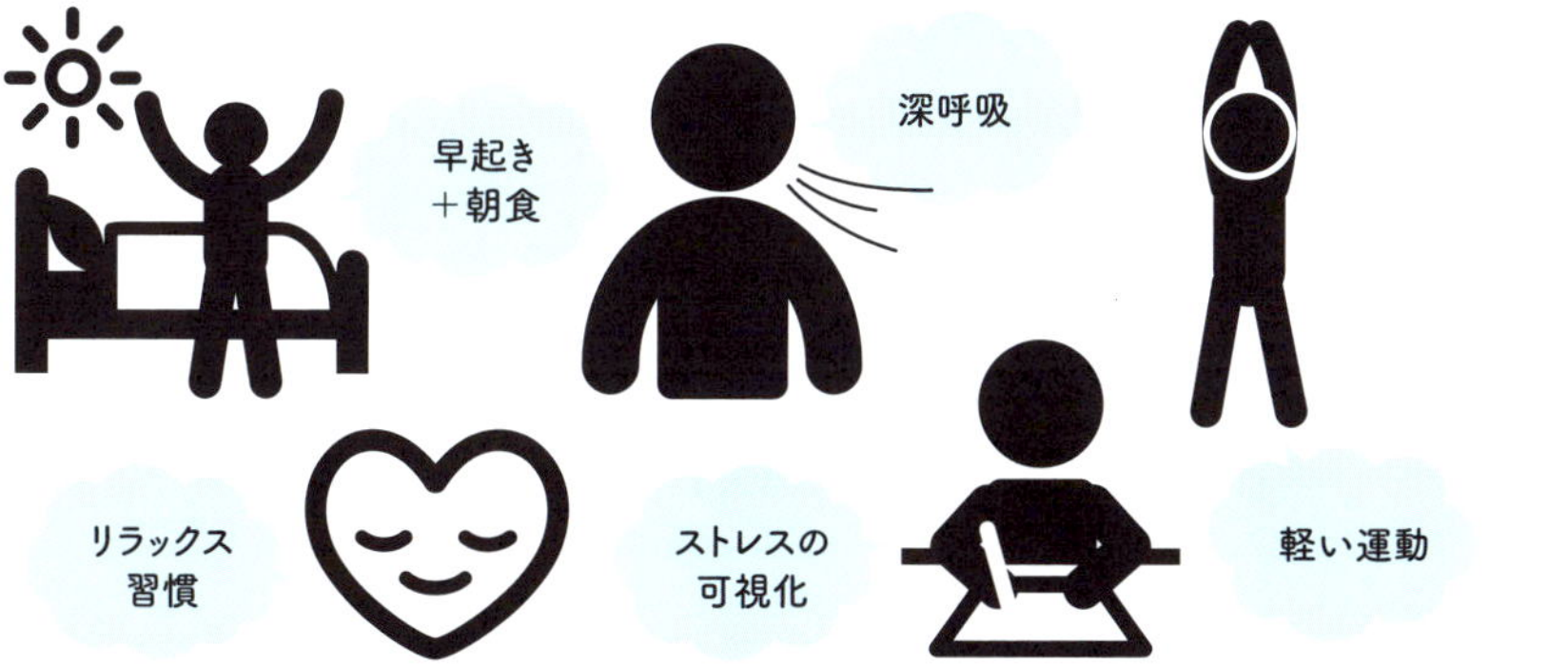
早起き
＋朝食
深呼吸
リラックス
習慣
ストレスの
可視化
軽い運動

ちょっとした行動も1週間続ければ、
みるみる自律神経が整っていき
心も体もラクになる！

CONTENTS

2 『自律神経』が整うカギを握るのは朝の行動

CONTENTS

4 +

『自律神経』がみるみる整う最強の習慣

最強プログラム

整う プログラム 1　1時間早起きハチミツヨーグルト

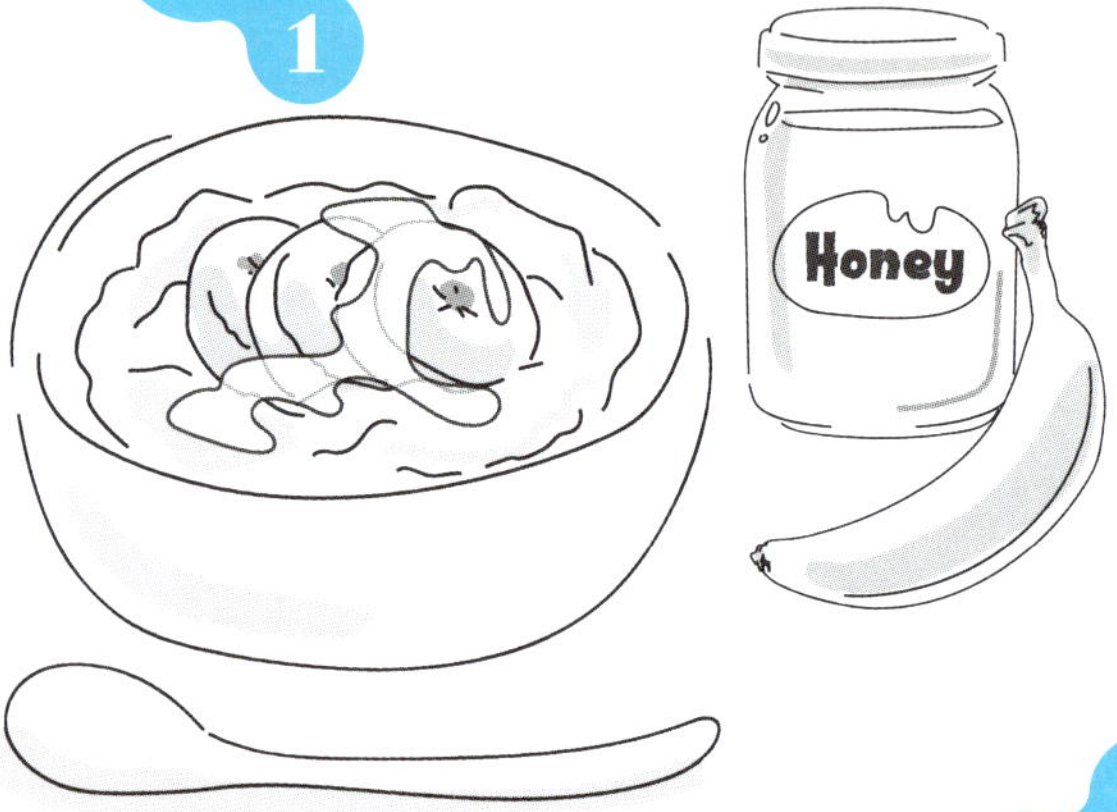

早起き＋腸活で 自律神経が安定

自律神経を正すためには朝食は大事。自律神経と腸は一心同体なので、ハチミツヨーグルト＋バナナなら簡単かつ腸活も同時にできます。いつもより1時間早起きして、焦らずゆっくり食べましょう。

整う プログラム 2　1:2の呼吸法

深い呼吸には絶大な リラックス効果がある

深い呼吸には血流を促す効果があり、心身をリラックスさせてくれます。1日1回、3分を意識的に行いましょう。イライラしたときや集中したいタイミングに行うのも効果的です。

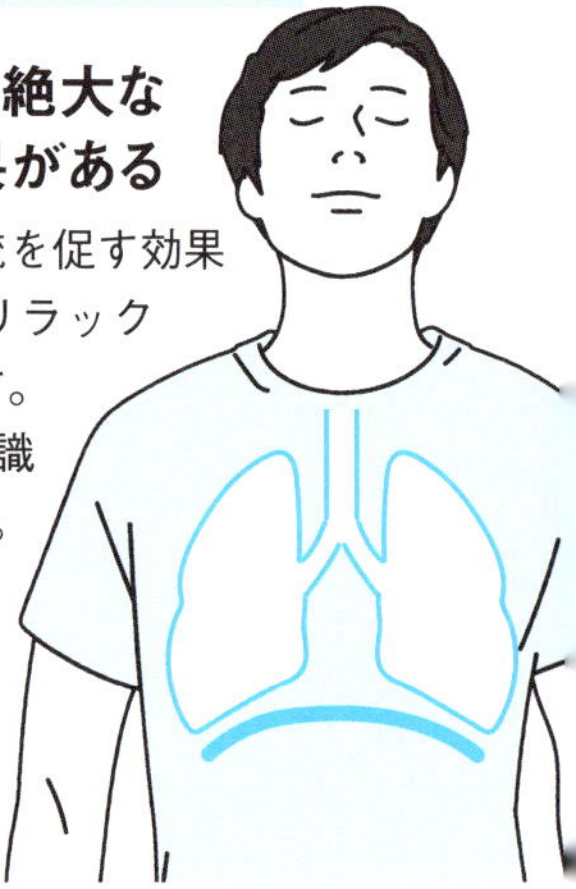

整う プログラム 3　入浴前 ちょいスクワット

血流がぐんとよくなる 簡単な全身運動

自律神経の安定には軽い運動も必要です。スクワットなら短時間かつ効率的に全身の運動ができます。入浴前に行うことで入浴効果も高まるので、入浴とセットで考えるといいでしょう。

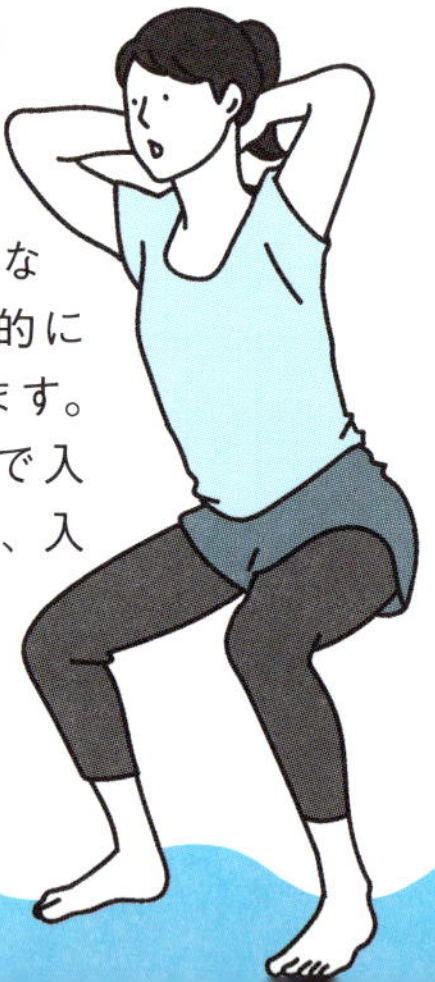

自律神経の
名医が考案

1週間で勝手に
自律神経が整っていく

検査してもわからない不調や症状は、自律神経の乱れが改善されていないから。
5つのプログラムを実践して“整う体”を目指しましょう。

整う
プログラム
4

ストレス可視化1分日記

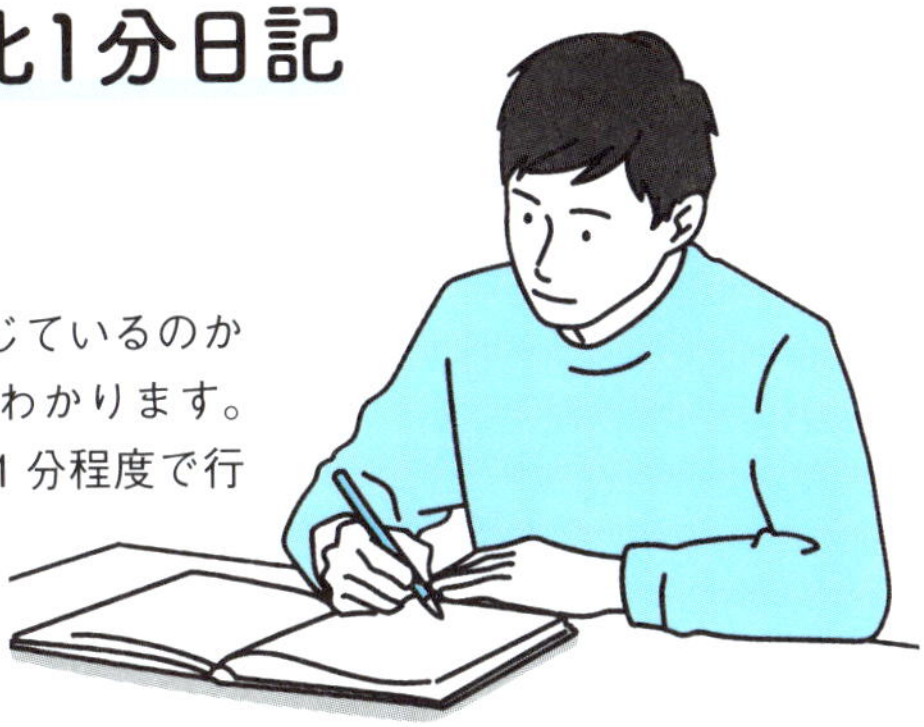

寝る前1分で
ストレスをリセット

自分が何にストレスを感じているのかは書き出してみるとよくわかります。寝る前に時間はかけずに1分程度で行うことが重要。手書きするだけで、不思議と気持ちがスッキリします。

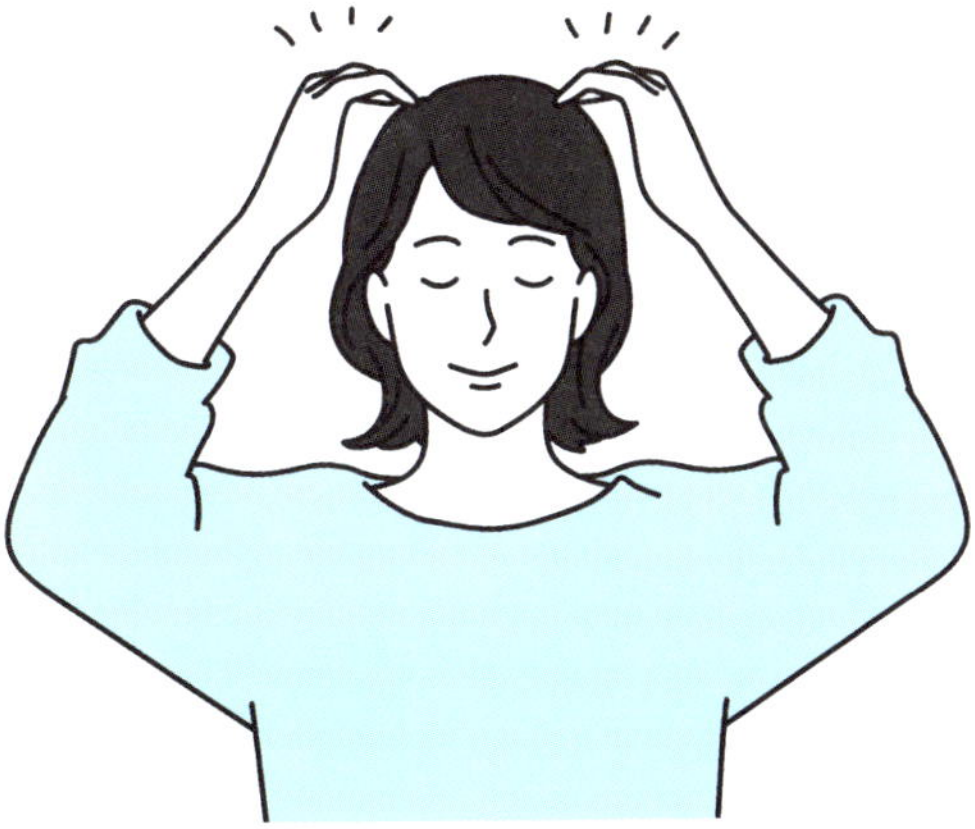

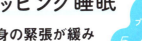

タッピング睡眠

整う
プログラム
5

全身の緊張が緩み
ぐっすり眠れる

頭と顔にある副交感神経の働きを高めるツボを、ごく軽く指でたたくだけで体がリラックス状態に。一定のリズムで行うことがポイント。寝る合図にもなるので、ふとんに入る直前に行います。

1分〜数分でできる簡単プログラムを実践するだけで
みるみる自律神経が整い始める!

自律神経セルフチェック

- □ 朝食を食べない
- □ すぐに疲れる
- □ 寝ても疲れがとれない
- □ やる気がでない
- □ 以前に比べて風邪を引きやすくなった
- □ むくみやすい
- □ 頭痛がある
- □ 不安を感じる、くよくよしやすい
- □ 気が散漫になりやすい
- □ イライラすることが増えた
- □ 手足が冷たい
- □ 肩こりがある
- □ 腰痛がある
- □ 緊張しやすい
- □ ストレスを受けやすい
- □ 思考力、判断力が低下している
- □ 下痢または便秘の症状がある
- □ 肌が乾燥しやすい
- □ 髪にツヤがなくパサついている

上記項目にひとつでも当てはまり、それが長く続いているなら自律神経が乱れているかも。チェック項目が多いほど、乱れている度合いが大きい可能性が高いです。

＼当てはまるものはありますか？／

自律神経の乱れが引き起こす主な不調・症状

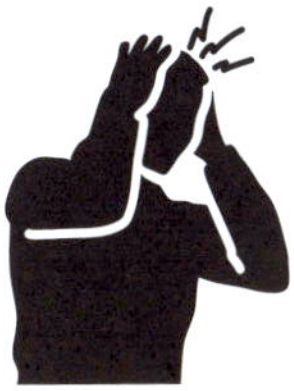

頭痛
天気痛

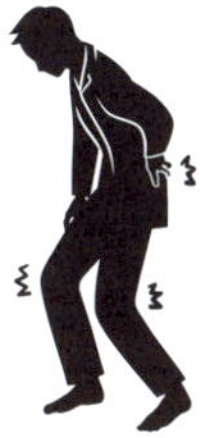

肩こり
腰痛
首の痛み

冷え性
ほてり

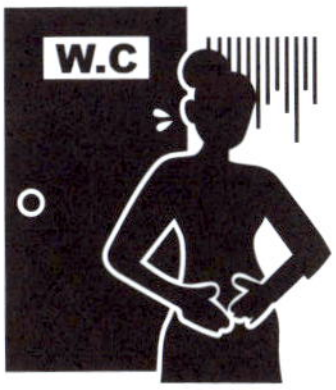

下痢
便秘
頻尿
残尿感

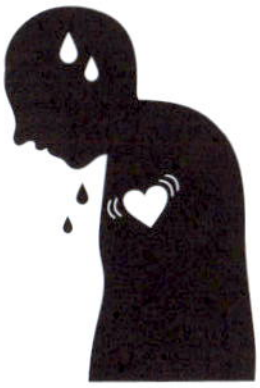

動悸
息切れ
過呼吸

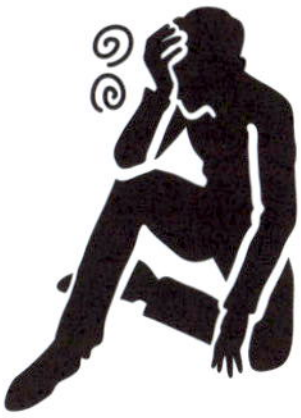

めまい
吐き気

イライラ
焦り
不安
緊張

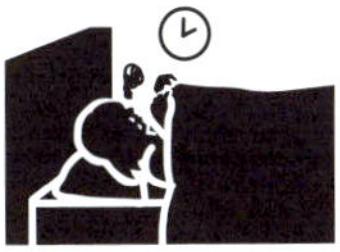

眠れない
起きられない

次ページからの1週間プログラムを実行し、
「お腹の調子がいい」「冷え症が軽減した」
「不安感がなくなった」など、
心と体がラクになるのを実感してみてください。

整う
プログラム
1

1時間早起き ハチミツヨーグルト

整うPOINT

- ☑ ビフィズス菌入りのヨーグルトを食べる
- ☑ 腸内の善玉菌のエサとなるオリゴ糖はハチミツでとる
- ☑ バナナも一緒に食べることでより効果アップ
- ☑ 焦らずゆっくり食べるために1時間早起きする

自律神経にとって朝食は3食の中で最も重要。腸内のビフィズス菌は年齢とともに減少するため、ビフィズス菌入りのヨーグルトを朝食の定番にするのがおすすめです。腸内の善玉菌のエサとなるオリゴ糖豊富なハチミツと食物繊維豊富なバナナを加えれば完璧です。

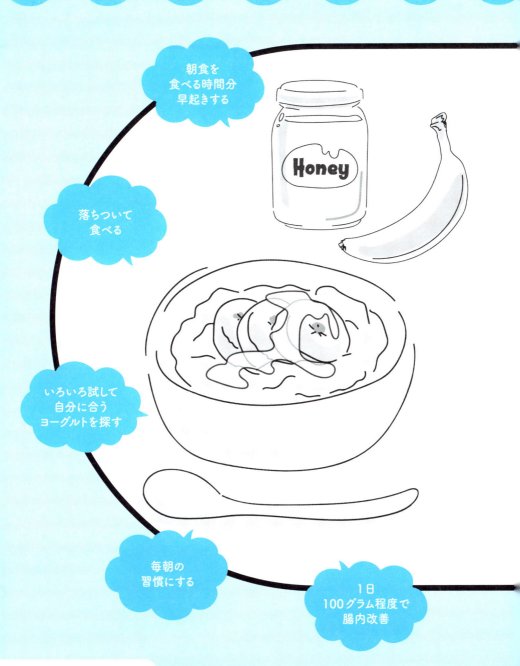

朝食を
食べる時間分
早起きする

落ちついて
食べる

いろいろ試して
自分に合う
ヨーグルトを探す

毎朝の
習慣にする

1日
100グラム程度で
腸内改善

<< 詳しくはP.84へ

整う
プログラム
2

1:2の呼吸法

整うPOINT

- ☑ 1の割合で鼻から吸って2の割合で口から吐く
- ☑ 1日1回、3分間行う
- ☑ 血管が広がり、血圧が下がって血流が改善される
- ☑ イライラしたときや集中力がないときにも行う

人はストレスを感じると交感神経が高まって呼吸が浅くなります。一方でゆっくり深い呼吸は副交感神経の働きを高め、リラックス効果があります。1の割合で吸って2の割合で吐くこの呼吸法は自律神経のバランスを整える最も簡単でかつ即効性が高い方法なのです。

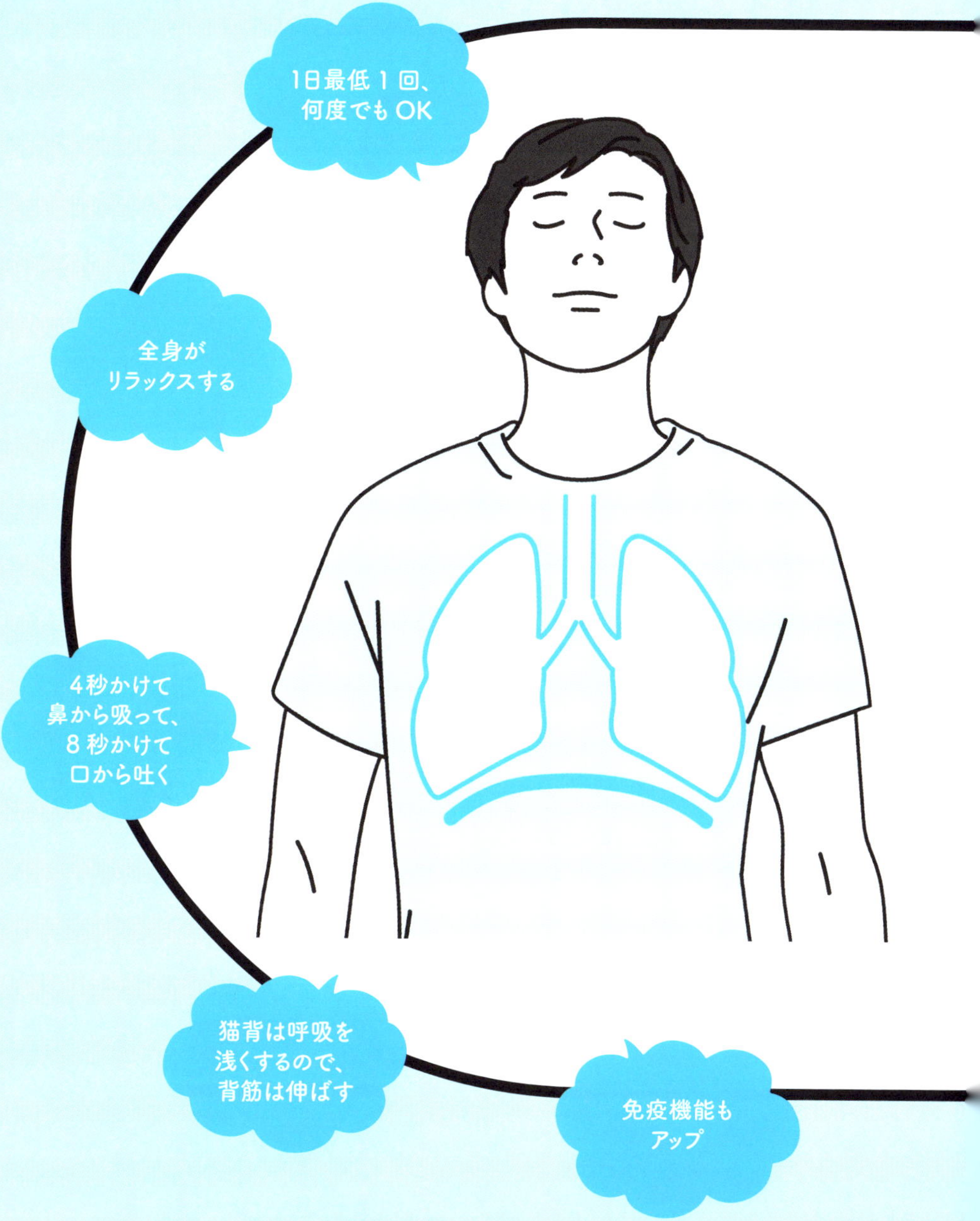
1日最低１回、
何度でもOK
全身が
リラックスする
４秒かけて
鼻から吸って、
８秒かけて
口から吐く
猫背は呼吸を
浅くするので、
背筋は伸ばす
免疫機能も
アップ

<< 詳しくはP.102へ

整うプログラム 3

入浴前
ちょいスクワット

整うPOINT

- ☑ 正しいフォームで行う。ひざの曲げすぎに注意
- ☑ 深く呼吸しながら行うことで副交感神経が活性化
- ☑ ポンプ機能を活発にすることで血液がスムーズに巡る
- ☑ 下半身の筋肉を強化することで基礎代謝が上がる

全身の6割以上の筋肉が集中している下半身は、血液を心臓に戻すためのポンプ機能。スクワットは1度に10回で十分ですが、深い呼吸をしながら正しいフォームで丁寧に行うことが自律神経には重要です。入浴前に行うと適度に代謝が高まり、より体が温まります。

腰を落とすときに
口から吐き、
上げるときに
鼻から吸う

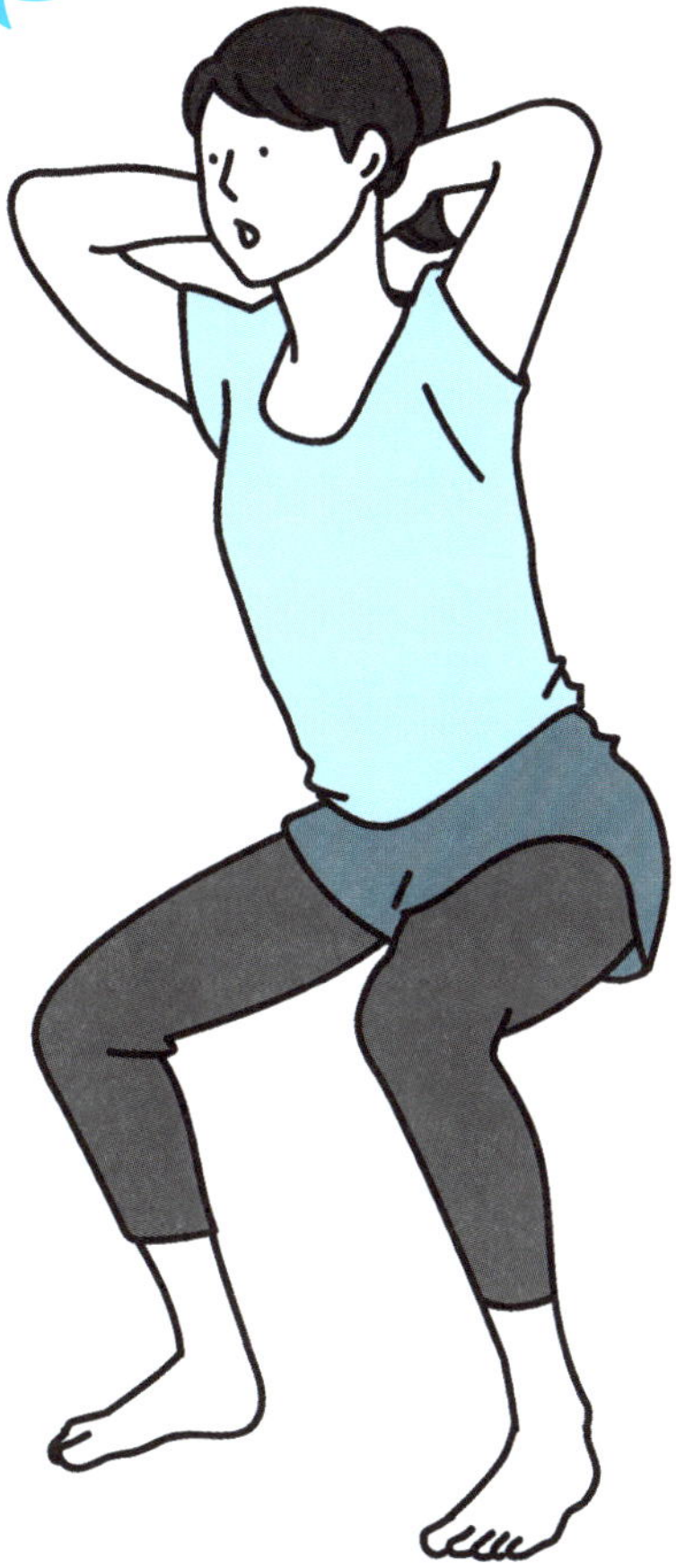

最初は回数が
少なくても OK

1日に
2 回行うと
効果抜群

背筋を伸ばして、
猫背にならない

腸の動きが高まり、
便秘解消にも

<< 詳しくはP.108へ

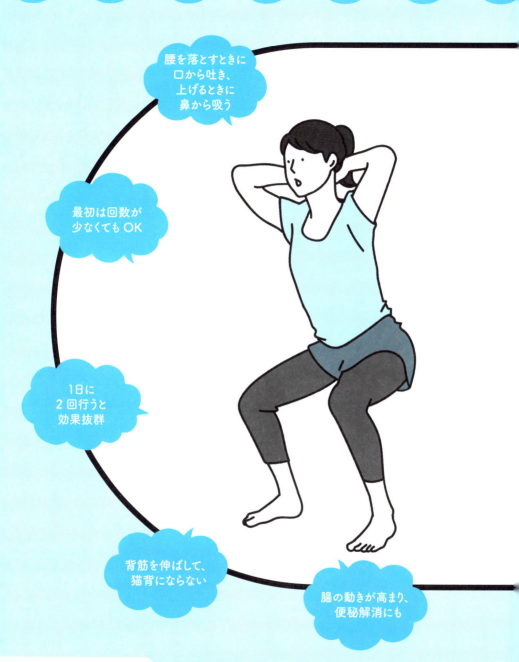

整うプログラム 4

ストレス可視化1分日記

整うPOINT

- ☑ 1日を振り返ることで気づきが生まれ、悪い流れを止められる
- ☑ 点数をつけることで気持ちのバロメーターがわかる
- ☑ 文字を書く行為には心を落ちつかせる効果がある
- ☑ 寝る前の習慣にすることで、体が入眠モードに入る

日々生きていれば、悲しみや怒り、感情を揺さぶられるようなつらいこともあります。そういったストレスの要因となるネガティブな感情を引きずらないよう、その日の終わりに日記をつけるという行為は非常に効果的。不安が軽減し、心にも余裕が生まれます。

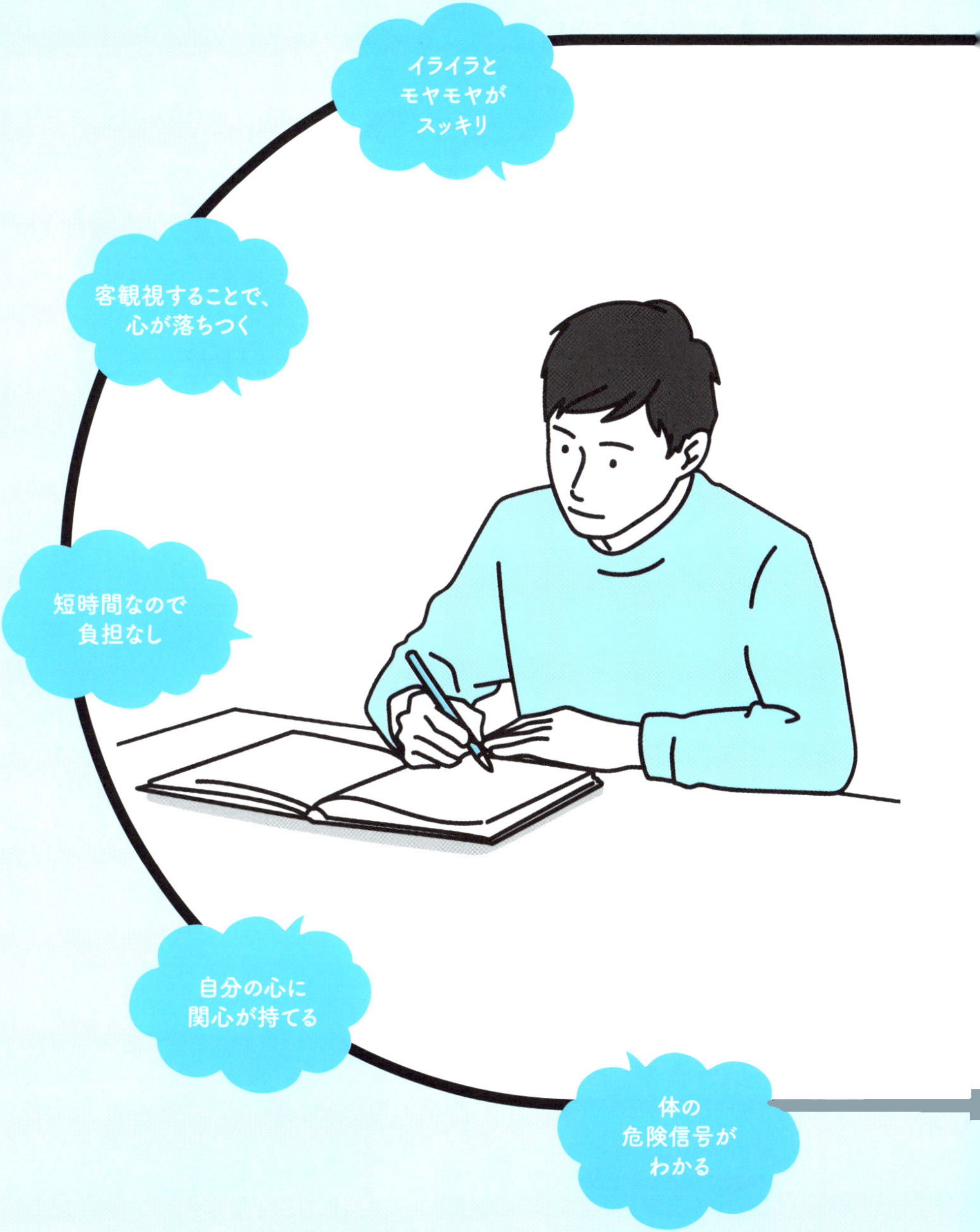
イライラと
モヤモヤが
スッキリ
客観視することで、
心が落ちつく
短時間なので
負担なし
自分の心に
関心が持てる
体の
危険信号が
わかる

<< 詳しくはP.112へ

整う
プログラム
5

タッピング睡眠

整うPOINT

- ☑ 軽い刺激が、副交感神経を活性化
- ☑ 全身の緊張が緩み、リラックスできる
- ☑ 血流が促進される
- ☑ 入眠前の儀式は快眠へのスイッチになる

睡眠は寝入りが非常に重要です。頭や顔にある副交感神経のツボを、指先を使ってトントントントンと一定のリズムで行うタッピングは全身の緊張を緩め、リラックスする効果があります。強くたたきすぎると交感神経が高まるので注意です。

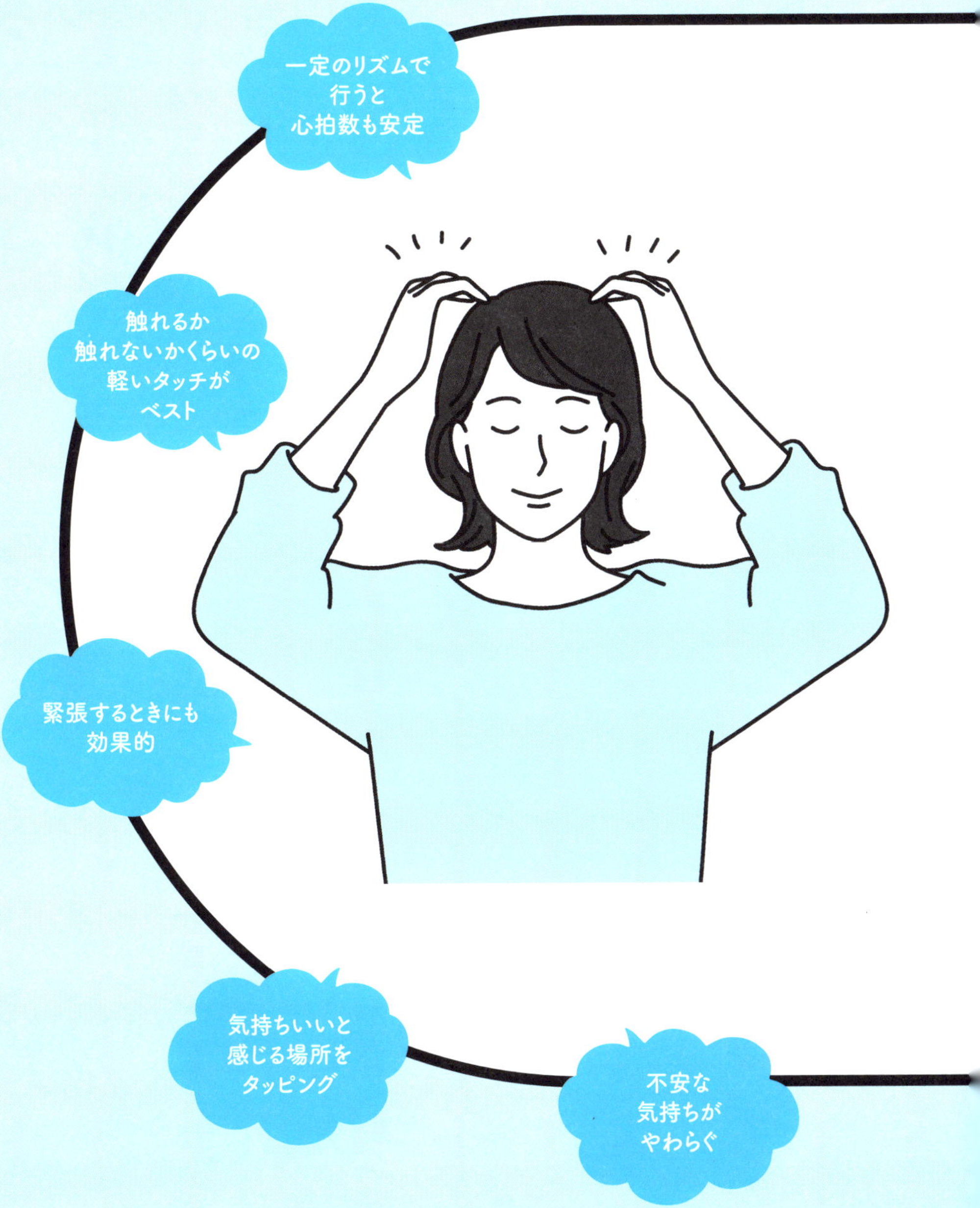
一定のリズムで行うと心拍数も安定
触れるか触れないかくらいの軽いタッチがベスト
緊張するときにも効果的
気持ちいいと感じる場所をタッピング
不安な気持ちがやわらぐ

<< 詳しくはP.114へ

☑朝に水を
一気飲み

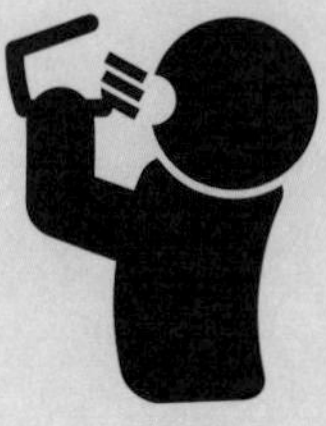

寝起きの
水分補給と
副交感神経の
急低下を防止

睡眠中に
繁殖した口の中の
雑菌を洗い流す

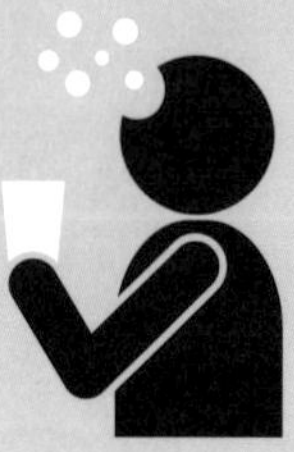

☑起きたらうがい

☑朝イチに日光を
浴びる

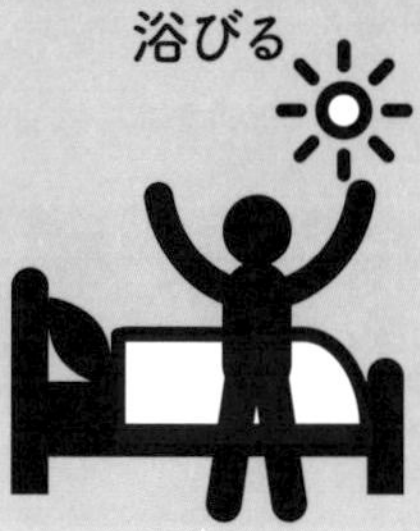

カーテンを開けて
日光を浴び、
体内時計をリセット

抜群に効く！
たい習慣リスト

全部やろうと思わなくて大丈夫！ できることから取り入れてみてください。

☑休憩をきちんと
とる

自律神経にとっては、
45分集中
15分休憩がいい

水を飲む行為で
自律神経が安定。
1日1～2リットルが
理想

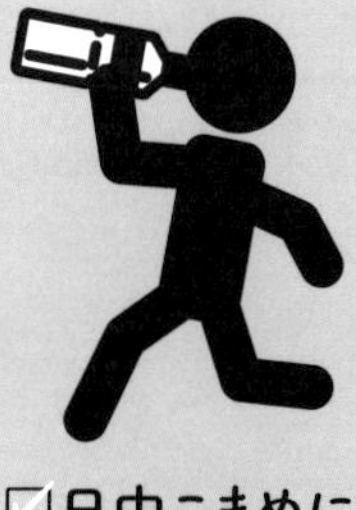

☑日中こまめに
水を飲む

☑30秒ストレッチ

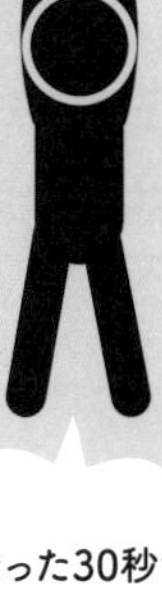

たった30秒で
自律神経も腸も整う。
深い呼吸とセットで

自律神経に
日常にプラスし

1週間プログラムを実行中にぜひプラスしてほしい習慣を紹介します。

1つからでも
OK!

☑ぬるめの湯で
15分の入浴

39 ～ 40℃で
5分肩まで、
10分半身浴

自律神経を
安定させる
腸内の善玉菌の
エサになる

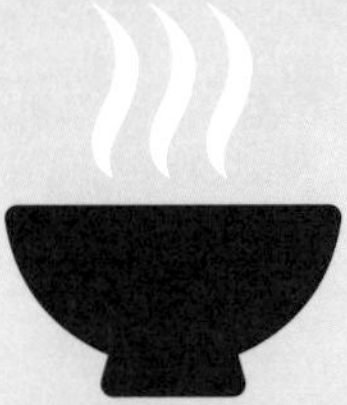

☑発酵食品をとる

☑食物繊維をとる

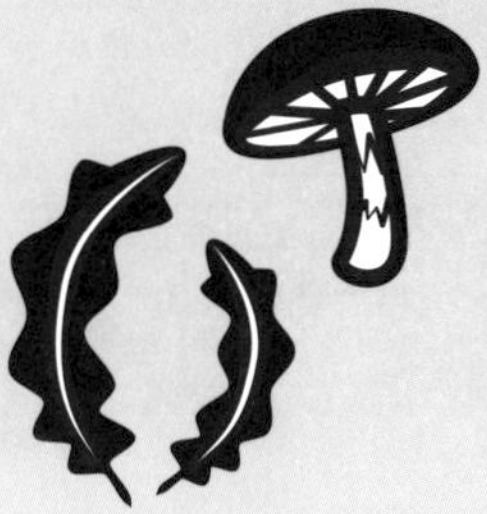

腸を掃除してくれる
重要な栄養素。
便秘解消にも必要

☑笑顔をつくる

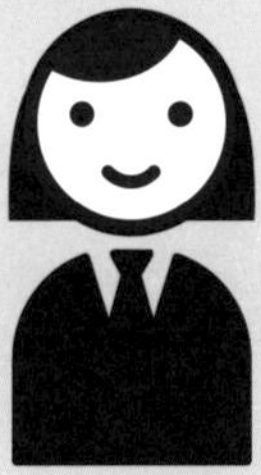

笑うと
幸せホルモンの
分泌が促され、
ストレスが軽減

心身の疲れや
ストレスを
リセットする
自浄作用がある

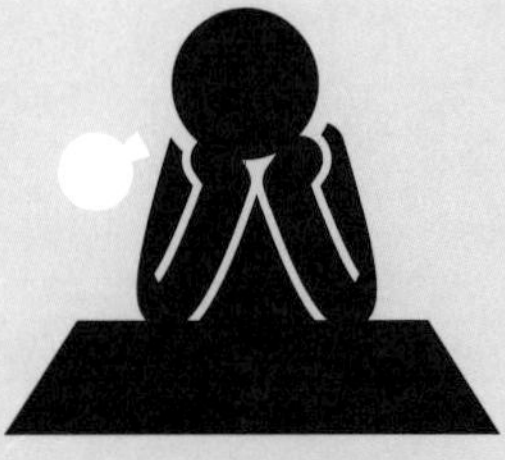

☑ため息をつく

☑香りや音楽に
癒やされる

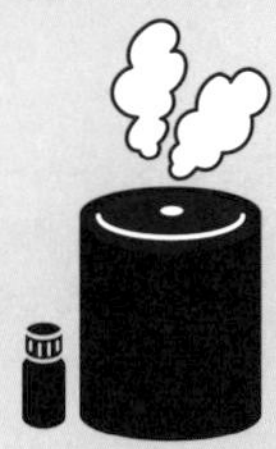

夜の
リラックスタイムに
心が落ちつくことを
習慣化する

ていく体になるための過ごし方

⑤タッピング睡眠　5つのプログラムは実行する時間を決めておくと習慣化しやすいのでおすすめです。

仕事がある日の過ごし方例

**ゆっくり朝食をとるための時間を加味して起床時間を決め、
そこから行動パターンを考えます。**

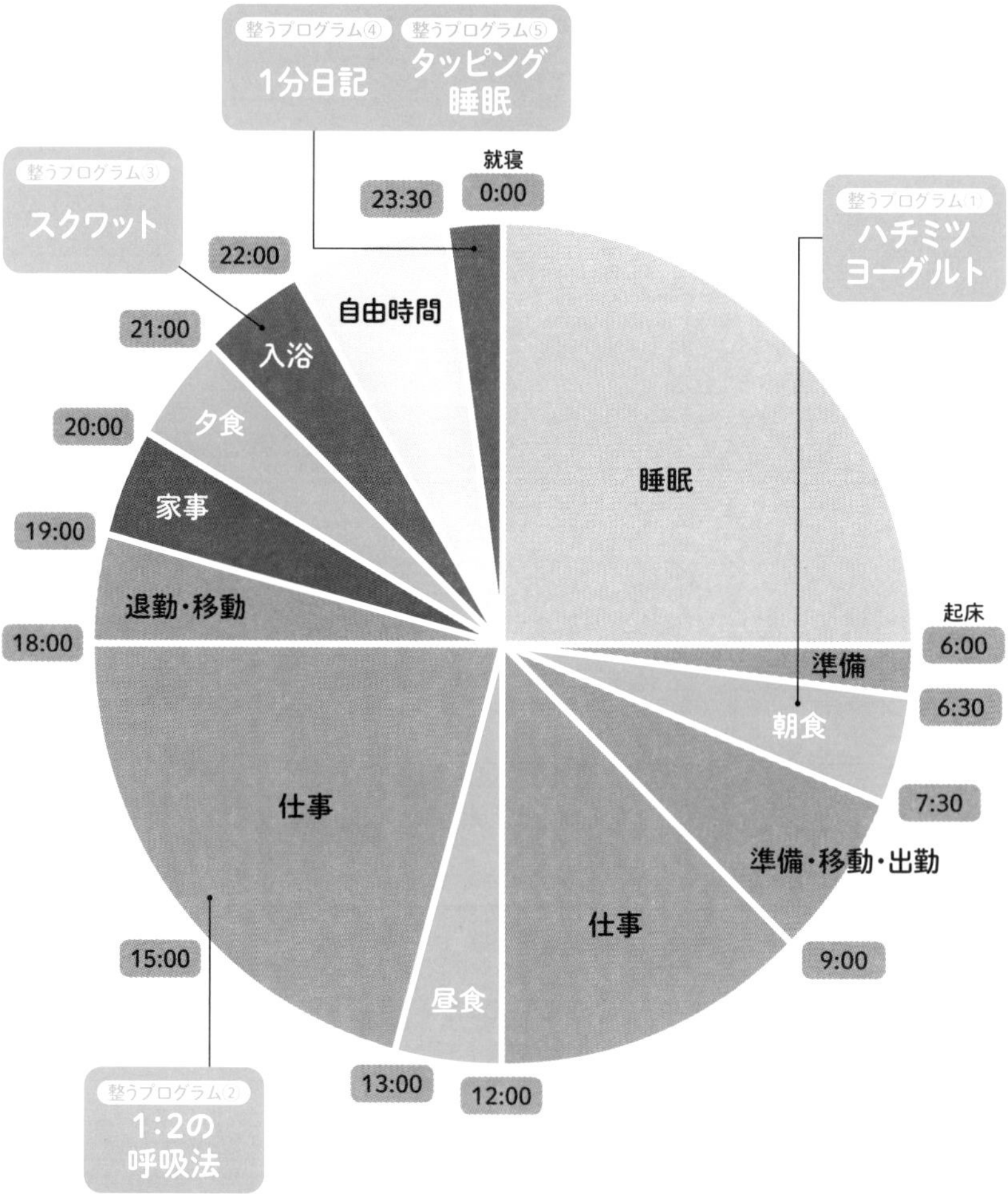

1週間で勝手に自律神経が整っ

①1時間早起きハチミツヨーグルト ②1:2の呼吸法 ③入浴前ちょいスクワット ④ストレス可視化1分日記

休日の過ごし方例

大きく行動パターンは変えないほうがベター。
日中も寝てばかりいては自律神経を乱すので予定を入れてみましょう。

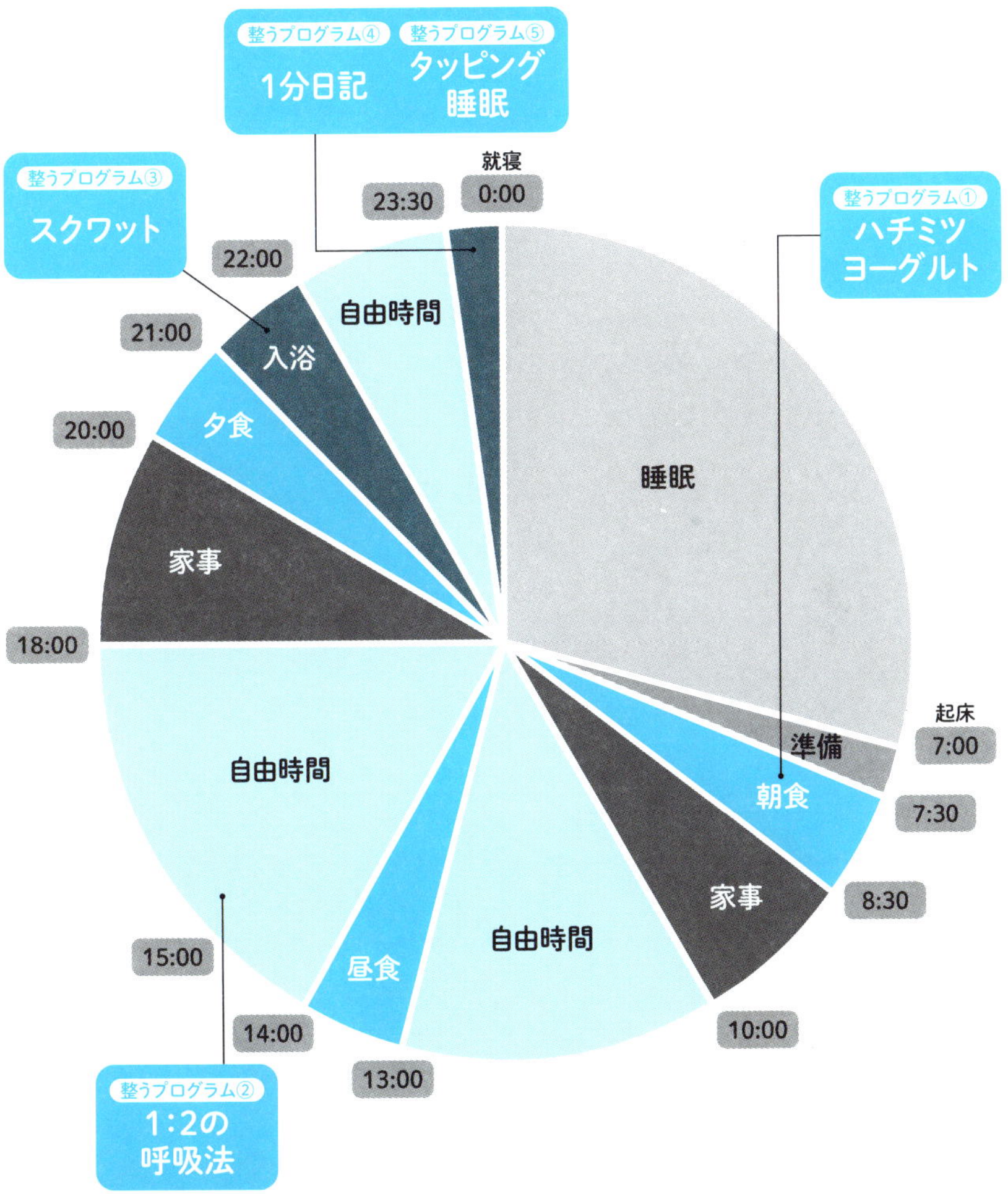

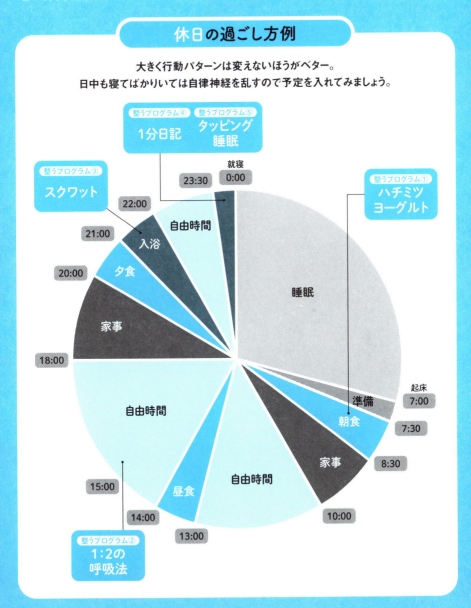

第1章

謎の不調や症状の原因は『自律神経』だった

なんだかずっと具合が悪い……
わけもなくイライラするし不安になる……
病院で検査しても原因がわからない
心や体の様々な不調や症状の正体は
「自律神経の乱れ」かもしれません。

CONTENTS

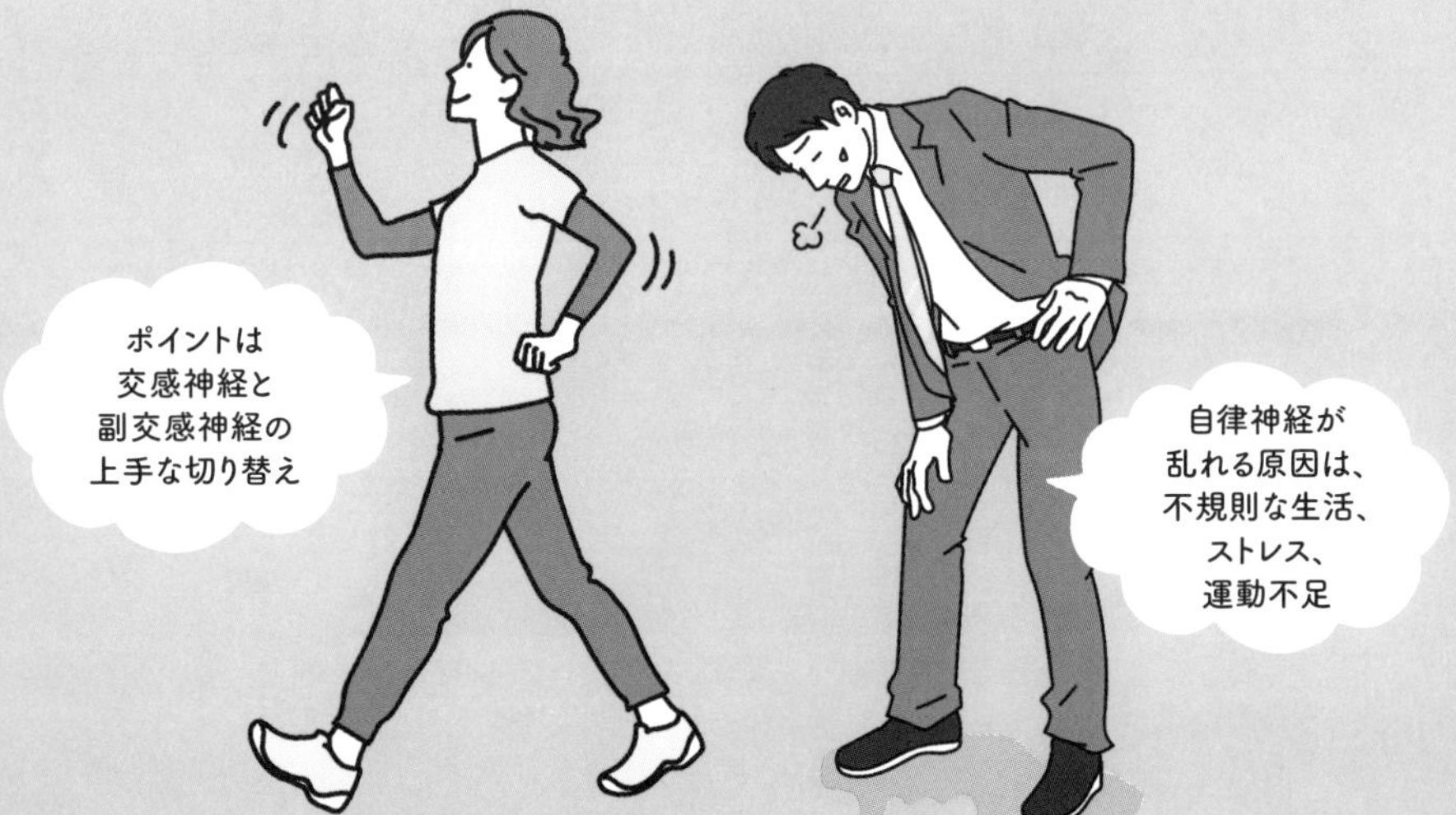

第1章

結局「しんどい」の原因は自律神経の乱れ

原因不明の様々な不調

病院で検査しても原因がわからない様々な不調。その不調は自律神経の乱れが原因かもしれません。

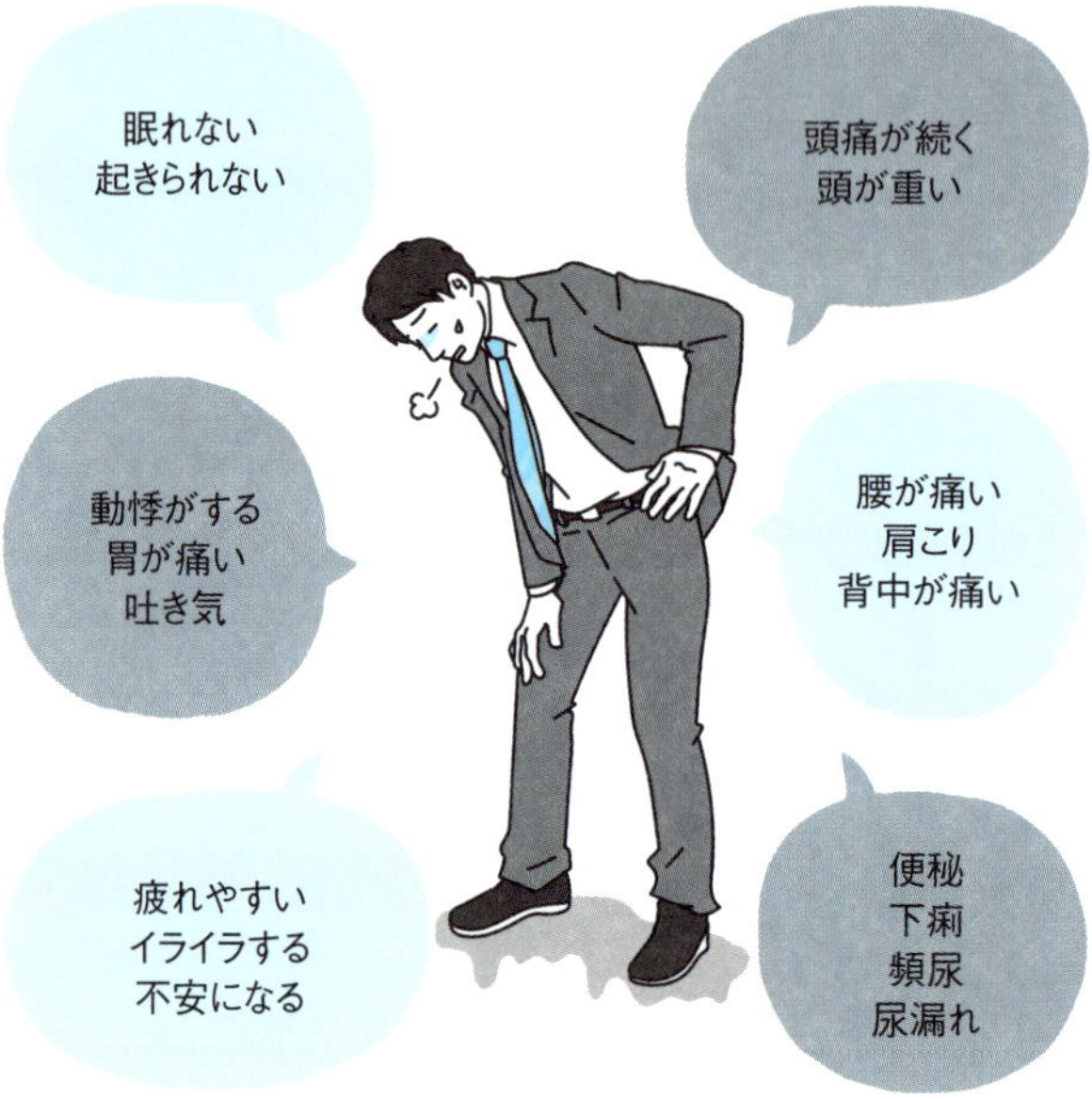

眠れない 起きられない
頭痛が続く 頭が重い
動悸がする 胃が痛い 吐き気
腰が痛い 肩こり 背中が痛い
疲れやすい イライラする 不安になる
便秘 下痢 頻尿 尿漏れ

なんとなく体がだるかったり、いつまでたっても疲れがとれなかったり。かといって、病院で検査をしてもどこも悪いところはなく、慢性的な不調を抱えたまま過ごしている人は多いのではないでしょうか。そういった解決できない不調の原因は、「自律神経の乱れ」にあるかもしれません。ほかにも、頭痛、肩こり、めまい、動悸、不眠症や不安症、イライラするなど気分まで、自律神経が乱れると様々な不快な症状が現れます。

では、何が自律神経を乱すのでしょうか。

一番の要因はストレスです。人間関係によ

放置すると重大な病気を引き起こす可能性も

自律神経が乱れると血流が悪化、続くと内臓機能の低下にも影響し、様々な病を引き起こす要因となります。

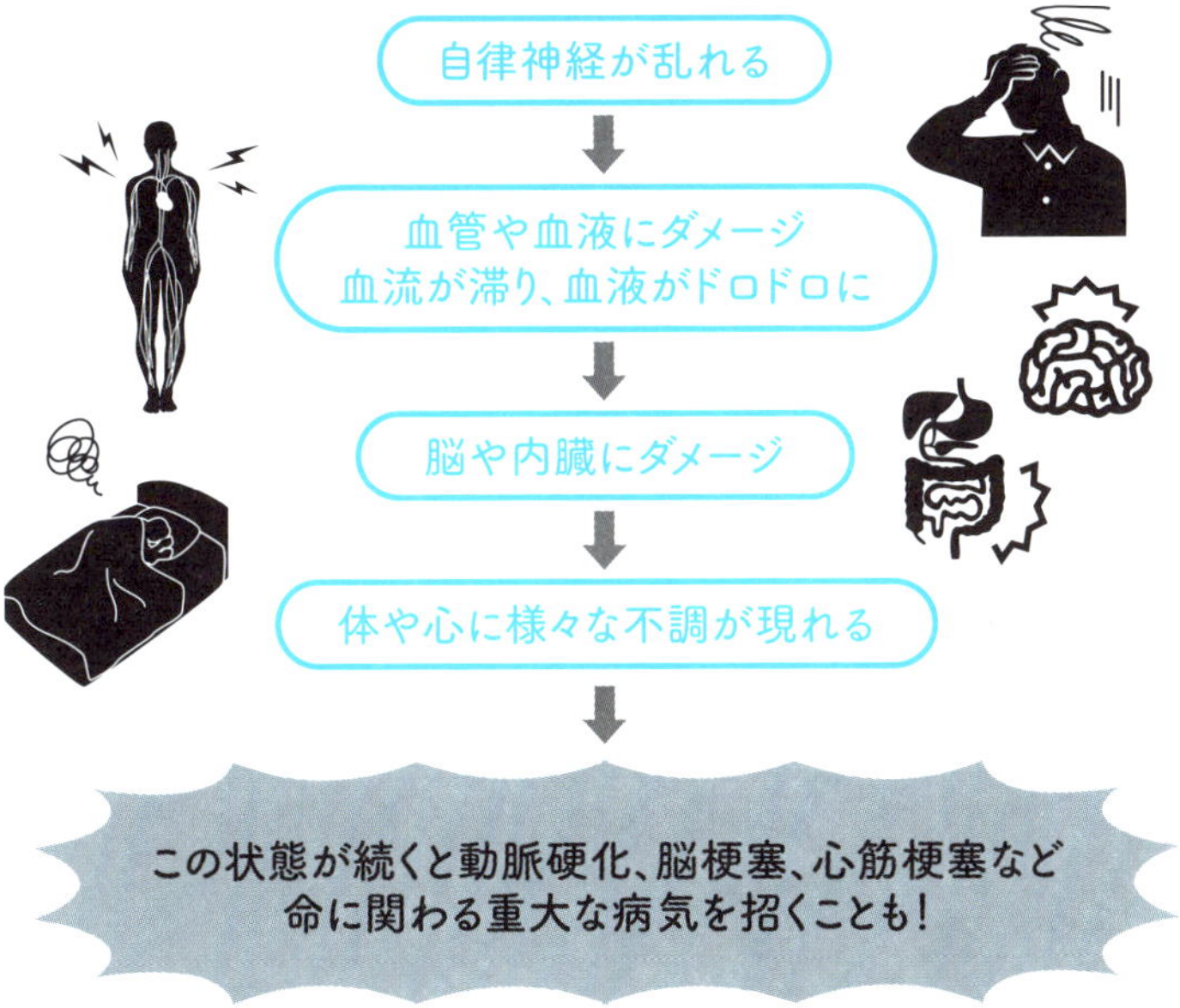
自律神経が乱れる
血管や血液にダメージ
血流が滞り、血液がドロドロに
脳や内臓にダメージ
体や心に様々な不調が現れる
この状態が続くと動脈硬化、脳梗塞、心筋梗塞など
命に関わる重大な病気を招くことも！

る精神的ストレスもそうですが、寝不足や不規則な食生活、ハードワークといった身体的ストレスも同様。**最初はささいなストレスでも、それが日々積み重なることで自律神経を乱していくのです。**

自律神経が乱れると、まず血流が悪化します。血の巡りが滞ることで、頭痛や肩こり、体のだるさ、慢性的な疲れといった不調を感じ始めます。**そして血流が悪化すると内臓機能も低下。下痢や便秘、肌荒れといった症状まで現れることがあるのです。**

さらに、その影響は精神的な不調にまでおよびます。**不眠や不安、やる気が出ないなどの症状は、一見、心の問題だと捉えられがちですが、その多くが自律神経と関係しています。**いずれにしろ、症状が軽いからといって何もせずに放置すると、深刻な病に繋がりかねません。

そもそも自律神経って何？

自律神経は意思でコントロールできない

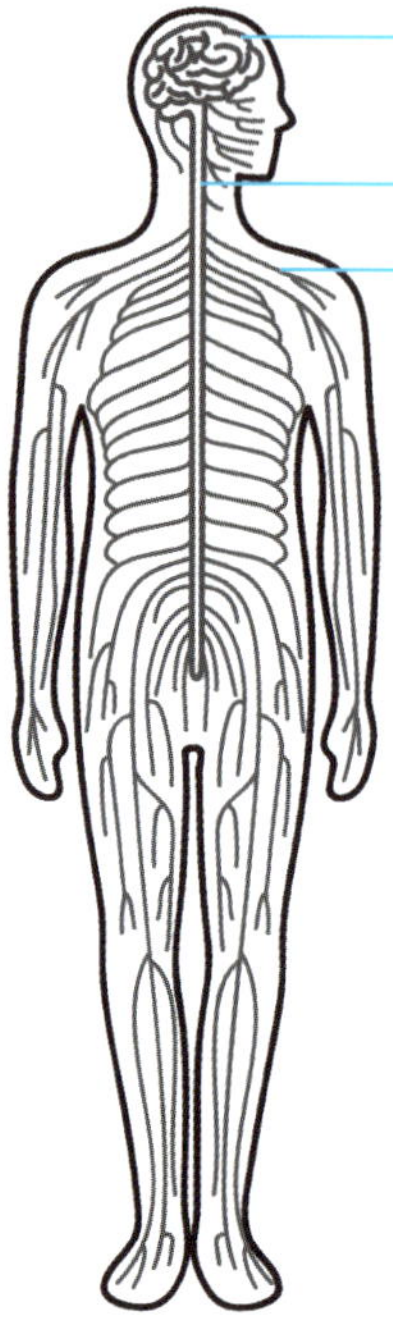

中枢神経

脳とそれに繋がって腰まで伸びる神経の束である脊髄の総称

末梢神経

中枢神経から全身に網目のように張り巡らされている神経

自律神経

- **交感神経**
- **副交感神経**

➡意思でコントロール不可能

体性神経

- **運動神経**
手足の筋肉を動かす指令を脳から届ける
- **知覚神経**
痛み、熱さなどの感覚を脳に伝える

➡意思でコントロール可能

外部からの刺激を体内の各器官に伝達し、体の動きや機能を司っているのが「神経」。その神経には、脳から脊髄へと延びる「中枢神経」と、中枢神経に体の内外の情報を伝達する役割を担う「末梢神経」の2つがあります。体中に張り巡らされている末梢神経の1つが「体性神経」で、さらに筋肉を動かす「運動神経」、感覚を伝える「知覚神経」の2つに分かれます。**「自律神経」も末梢神経に属す神経で、生命維持に欠かせない重要な機能を担っています**。例えば、呼吸をしたり、心臓を動かし血液を全身へ送ったり、消化吸収をした

自律神経は4タイプに分けられる

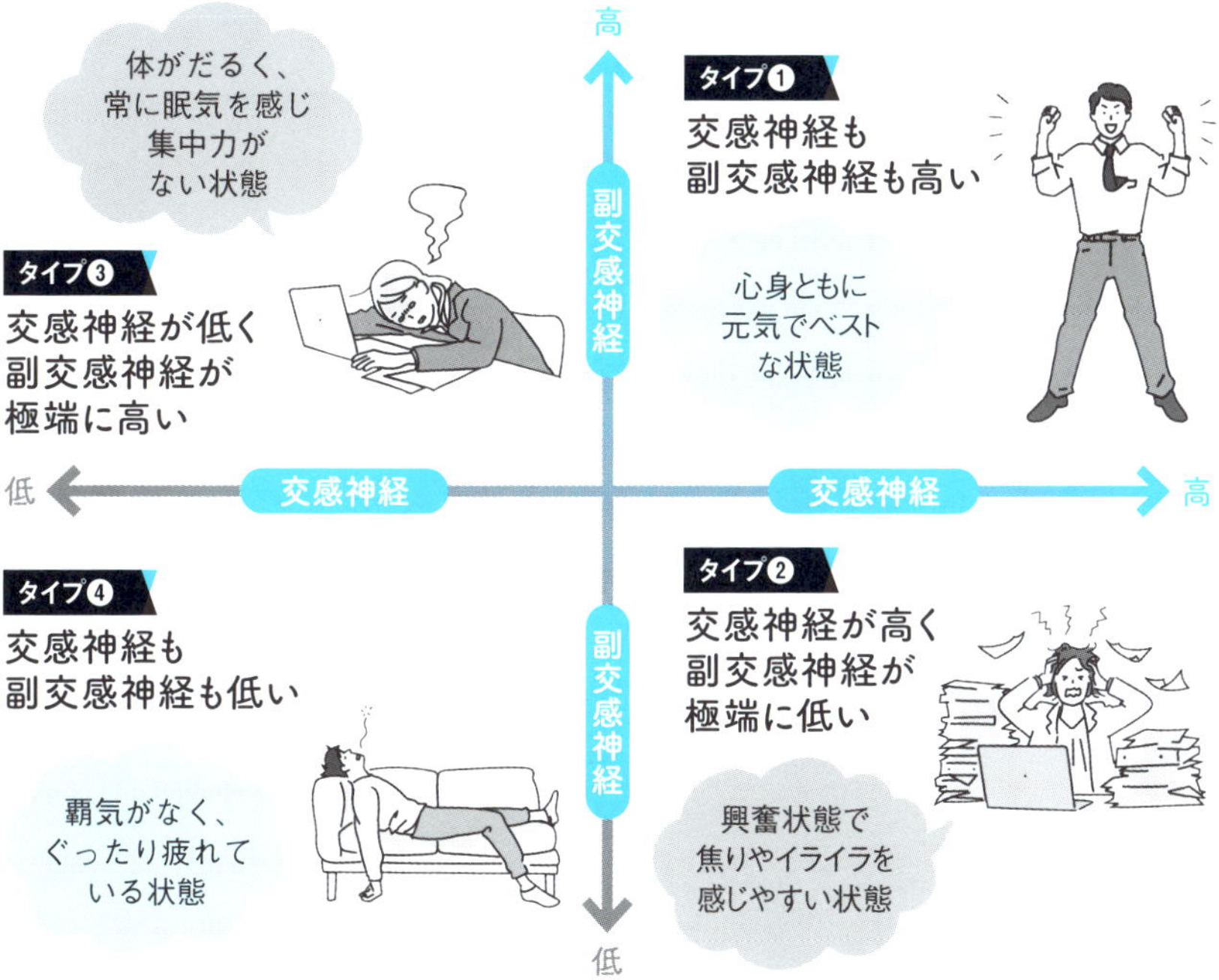
高
副交感神経
低
低
交感神経
交感神経
高
タイプ①
交感神経も
副交感神経も高い
心身ともに
元気でベスト
な状態
タイプ③
交感神経が低く
副交感神経が
極端に高い
体がだるく、
常に眠気を感じ
集中力が
ない状態
タイプ②
交感神経が高く
副交感神経が
極端に低い
興奮状態で
焦りやイライラを
感じやすい状態
タイプ④
交感神経も
副交感神経も低い
覇気がなく、
ぐったり疲れて
いる状態

り、汗をかくなどの体温調節をしたりといったこと。24時間休みなく働く神経で、自分の意思ではコントロールできないのも特徴です。また**自律神経には心身を活動的にする「交感神経」とリラックスさせる「副交感神経」があり、2つのバランスで4つの自律神経タイプに分けられます。**

①交感神経も副交感神経も高い

②交感神経が高く副交感神経が極端に低い

③交感神経が低く副交感神経が極端に高い

④交感神経も副交感神経も低い

バランスは「1：1」が理想で、①が心身ともにベストな状態。②や③のように極端な差がつくと、興奮状態でイライラしたり、逆にやる気や集中力が出ず抑うつ傾向に。④のどちらも低い場合は、自律神経の働きが失われている状態で、常にぐったりとして無気力になります。

第1章

自律神経は木曜日が一番乱れる

私が所属する順天堂大学の研究チームで、主にビジネスパーソンを対象に「1週間の自律神経の働きの推移」を計測した研究があります。そのデータから、**1週間のうち、木曜日が最も自律神経の働きが低下していることがわかりました**。

疲れやストレスは自律神経を乱します。例えば、仕事が忙しくて不規則な生活が続くと、日中は活動し、夜は眠くなるという「体内時計」のリズムが狂って自律神経のバランスが崩れたり、自律神経の働き自体が弱くなってしまいます。ですので、普通に考えると、月曜日から疲れが徐々に蓄積されていき、疲れのピークは金曜日になるはずです。

ところが、自律神経が一番乱れるのは金曜日ではなく木曜日です。金曜日はむしろ、自律神経の数値が回復します。それはなぜかというと、金曜日は翌日が休日だから。「明日は休みだ!」と思うだけで、自律神経の状態はよくなるのです。つまり、**ちょっとした思考の変化で自律神経は上向きます**。

ですから、**自律神経が乱れやすい木曜日は「リセットデー」として、なるべく休息をとること**。早く仕事を切り上げて食事に行ったり、映画を観たり、自分の心がよろこぶことをするといいでしょう。これは休み明けの「月曜日が憂鬱」という場合も一緒です。前の休日に気分が上がる場所へ出かけたり、楽しい経験をしたりすることで自律神経が整いやすくなり、快適に月曜の朝を迎えることができます。

自律神経が乱れる原因は?

理想的な自律神経のリズム

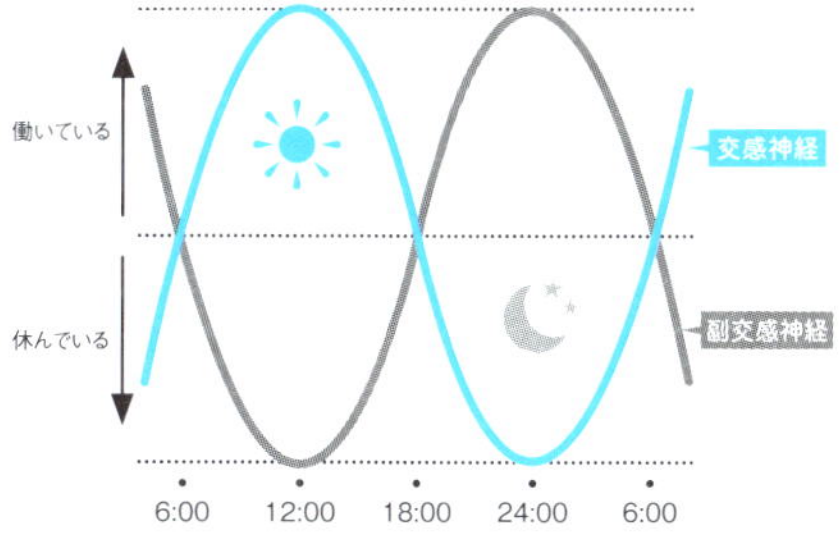

昼間には交感神経が、夜間には副交感神経がしっかり働いている状態。

体内時計が乱れると自律神経も乱れる

朝目が覚め、夜眠くなるといった体のサイクルの「体内時計」は自律神経のリズムと密接に繋がっています。不規則な生活が続き体内時計が正常に働かなくなると自律神経のリズムも乱れます。

乱れた自律神経のリズム

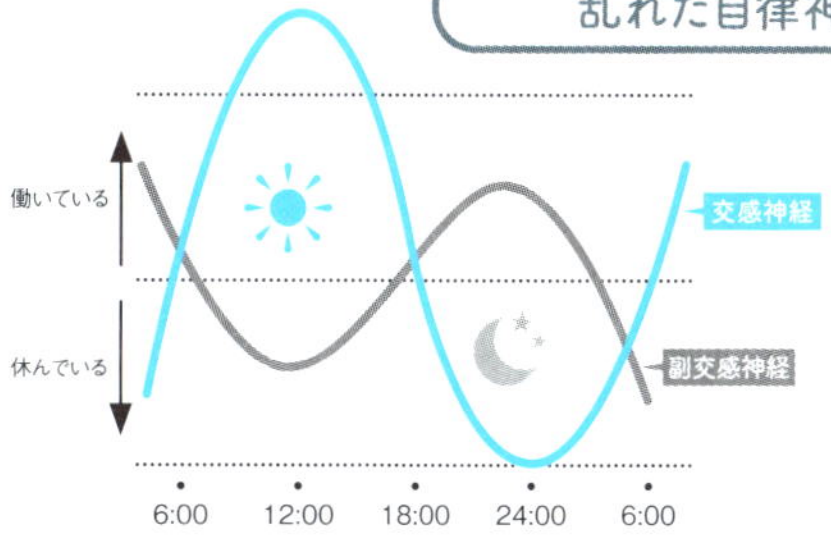

アンバランス型

交感神経が日中に働きすぎ、リズムが乱れた状態。副交感神経が働きすぎた場合も同様。

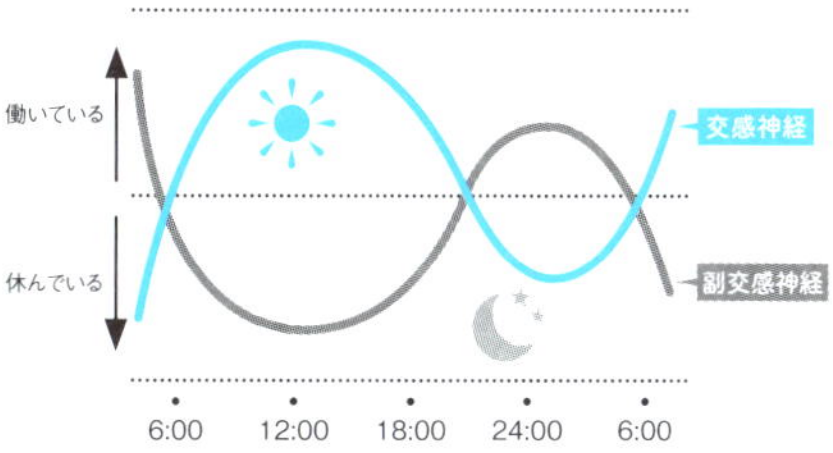

トータルパワー不足型

自律神経の総活動量が低い状態。無気力、やる気の低下の原因になります。

疲れが出やすい曜日をリセットデーに

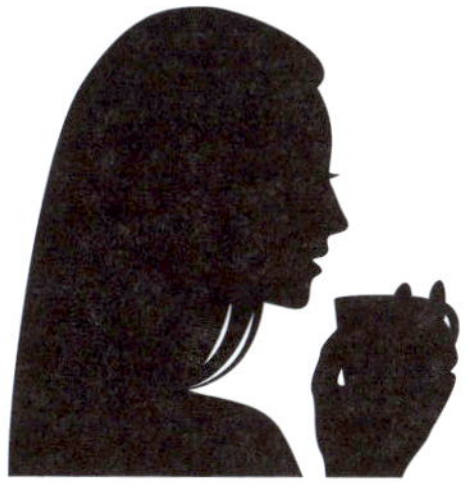

月～金曜日で働いている人たちは、週半ばを過ぎた木曜日に一番疲労やストレスを感じ、トータルパワーが低下するという調査結果があります。一番疲れが出やすい曜日を休息日と決め、残業はせず、おいしいものを食べる、映画を観に行くなどちょっとしたご褒美を予定に入れてみてゆっくり過ごすと1週間をうまく乗り切れます。

自律神経が乱れたら自律神経失調症なのか

交感神経、副交感神経のバランスが崩れて自律神経が乱れると、心身に様々な影響が現れます。めまいや倦怠感、頭痛、肩こり、動悸などのほか、イライラしたり、不安になったりというメンタル面での不調も出始めます。そうなってくると「うつ病」と勘違いされがち。しかし、それらの症状は自律神経の乱れが原因の「自律神経失調症」です。これは正式な病名ではなく、様々な症状を引き起こす自律神経が乱れた「状態」を指し、なおかつ、特に明確な身体異常がみられない場合に使われます。

ただし、自律神経失調症だと自己判断するのは危険です。心や体に自律神経の乱れからくると思われる症状が生じたら、まずはかかりつけ医や自律神経外来を受診しましょう。現在では、**自律神経が正常に働いているかどうかは測定すれば数値ですぐにわかります**。体に異常がないことがわかると安心して心が落ちつき、不調が改善する人も多くいます。

長く続いたコロナ禍を経て、今、ストレスから自律神経を乱すケースが以前よりも増えています。**一番よくないのは、不調を感じながらも放置してしまうこと。自律神経失調症が長引くと、うつ病やパニック障害など深刻な病気を併発することもあります**。まずは、見て見ぬ振りをせず向き合うことです。

自律神経の乱れは不規則な生活習慣が原因になることも多いので、専門医にアドバイスしてもらいながら、生活リズムを整えるだけでも改善します。

自律神経失調症はどのように診断されるのか

自律神経失調症の可能性があるかどうかはセルフチェック（P.12）で確認ができます。症状が慢性的に続いているなら医療機関を受診してみましょう。

何科を受診する？

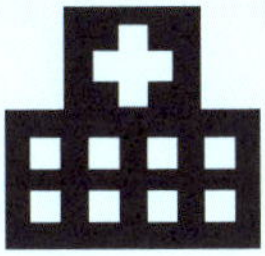

かかりつけ医や自律神経外来に相談するのがおすすめです。精神的な症状なら心療内科や精神科、頭痛や動悸なら内科、腰痛なら整形外科など一番つらい症状に合った科を受診するのもいいでしょう。

↓

どんな検査をする？

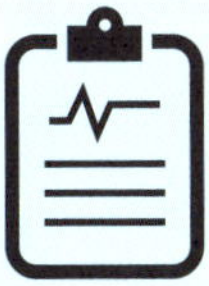

問診や血液、血圧の検査をはじめ、心電図検査、胃カメラなど症状に合わせた検査をすることもあります。検査の結果、何も異常がみられない場合に、自律神経失調症と診断されます。

↓

どんな治療法がある？

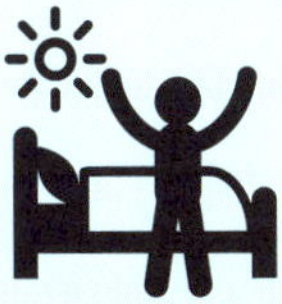

多くの場合は、規則正しい生活を送る、食生活の改善など、日々の生活の中で解消することが可能です。強い症状が出ている場合は、緩和するための薬が処方されることもあります。

自律神経の乱れは生活習慣の改善で整えることができる！
放置せず、きちんと向き合うことが大切です

第1章

体をアクティブモードにする「交感神経」とは

自律神経には「交感神経」と「副交感神経」の2種類があるということを前述しましたが、ここではアクセルの役割を果たす交感神経について詳しく紹介していきましょう。

交感神経は日中に優位に働く自律神経です。仕事や勉強のために集中力を高めたり、人とコミュニケーションを交わしたりしているときなど、心身がアクティブモードで活動している際に交感神経の働きは高まります。また、交感神経は、緊張したり、ストレスを受けたりすると急激に高まります。ストレスの多い現代社会では交感神経は優位に働きがち。アクセル全開で自律神経を乱すケースが大半です。**交感神経が優位になると、血管が収縮し、心拍数や血圧は上昇。呼吸も速くなり、心身が興奮状態になります。**そのため、交感神経が過剰に優位になったり、優位な状態が長時間続いたりすると、血圧が高く、血流が滞った状態が長引き、不調の原因となるのです。

一方で交感神経の働きが弱まると倦怠感や集中力の低下を招きます。元気に活動するには交感神経の働きは不可欠です。**日中に優位になり、夜は働きが弱まるのが理想。日中は活動的に動いて交感神経を高め、夜はリラックスしてなるべく交感神経を刺激しないようにするといいでしょう。**夜も優位なままだと、睡眠の妨げになって生活のリズムが崩れ、その結果、自律神経もさらに乱れることになります。

昼間に活発になる交感神経

交感神経

車に例えるとアクセルの役割をするのが交感神経。日中に優位になり、体を活動的にする働きがあります。交感神経は心身を緊張・興奮状態にします。

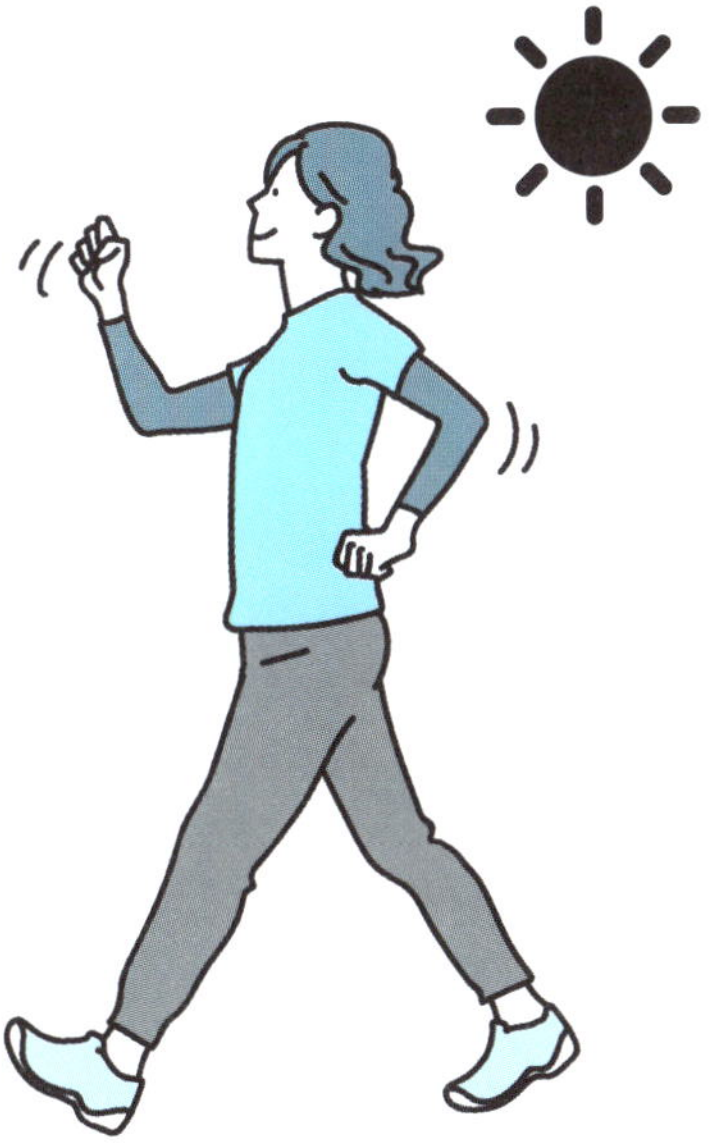

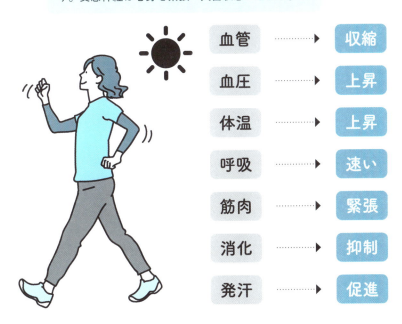

血管	収縮
血圧	上昇
体温	上昇
呼吸	速い
筋肉	緊張
消化	抑制
発汗	促進

交換神経を高めるための行動例

朝日を浴びる

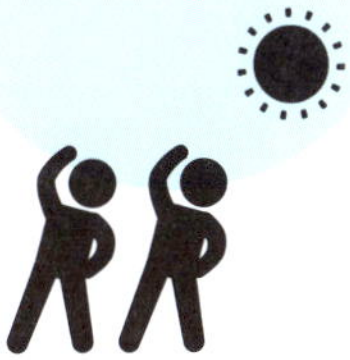

ウォーキング

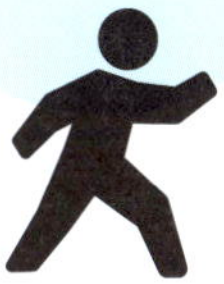

会話をする

体をリラックスモードにする「副交感神経」とは

交感神経と対を成すのが「副交感神経」。交感神経がアクセルなら、副交感神経はブレーキの役割を果たします。

副交感神経が優位に働くのは、心身がリラックスしている状態のときです。例えば、ゆっくりお風呂に入ったり、深呼吸をしたり、静かに音楽を聴いたりしているとき。**緊張が緩むと、副交感神経の働きが高まり、血管が拡張して血流がよくなります。心拍数や血圧も低下し、体は休息モードに。**

通常は、副交感神経は夜になると高まり、心身をリラックスさせて自然な眠りを誘います。ところが、日頃のストレスが強すぎると、過剰に交感神経が高まり、夜になっても副交感神経があまり働かなくなってしまいます。すると、寝つきが悪くなったり、眠りが浅くなったりと睡眠トラブルを招くことも。

また、**副交感神経が優位になると、免疫機能が正常に作用し免疫力まで高まります。**ですから、副交感神経を優位に働かせることはとても大切です。

もちろん、**副交感神経だけが一方的に優位になっても厄介な症状が出ます。疲れやすくなったり、居眠りしやすくなったり、無気力になったり、はたまたアレルギーを引き起こしやすくなったりもします。**

交感神経と副交感神経はバランスが重要。しかし、様々な要因からそのバランスが崩れることが多いのも事実です。次ページからは、2つのバランスが崩れるとどんな症状が現れるのか見ていきましょう。

夜間に活発になる副交感神経

副交感神経

車に例えるとブレーキの役割をするのが副交感神経。夜間に優位になり、体をリラックス状態にする働きがあります。副交感神経が優位になると心身が落ちつきます。

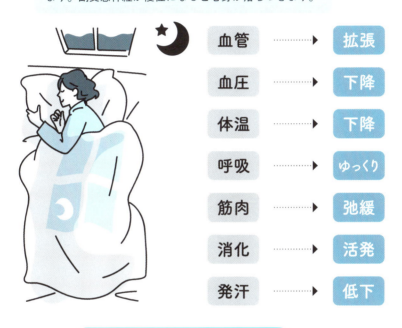

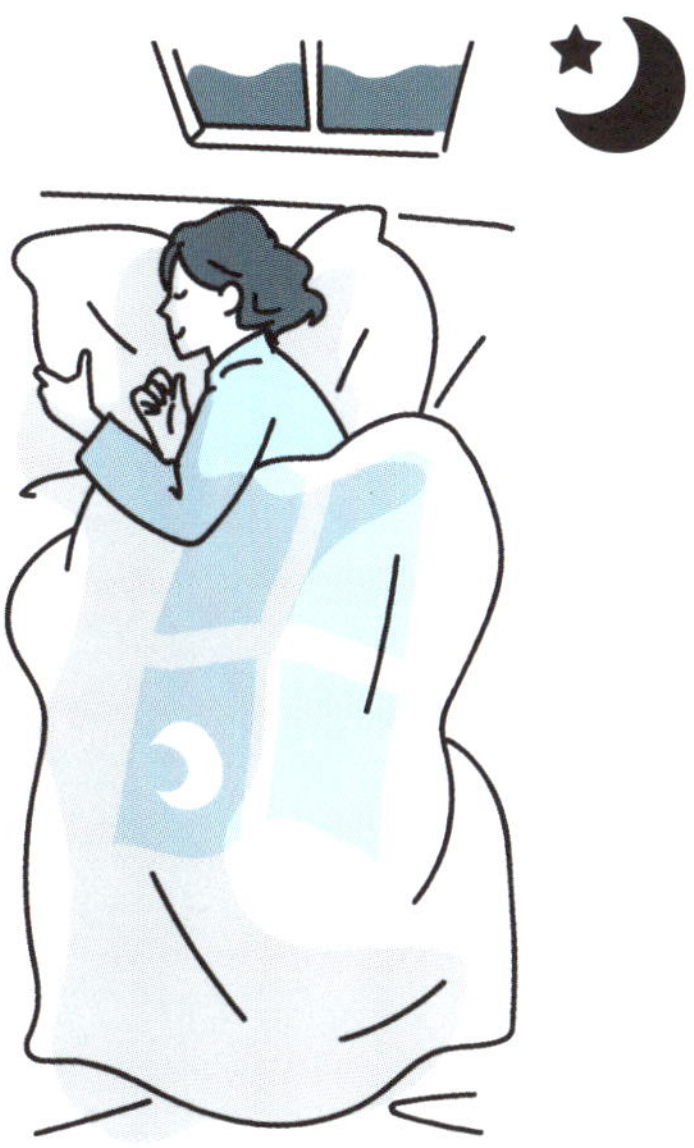

血管	拡張
血圧	下降
体温	下降
呼吸	ゆっくり
筋肉	弛緩
消化	活発
発汗	低下

副交換神経を高めるための行動例

入浴

深呼吸

映画やドラマで
涙を流す

自律神経による不調・症状①
痛み

自律神経の乱れで生じる症状例

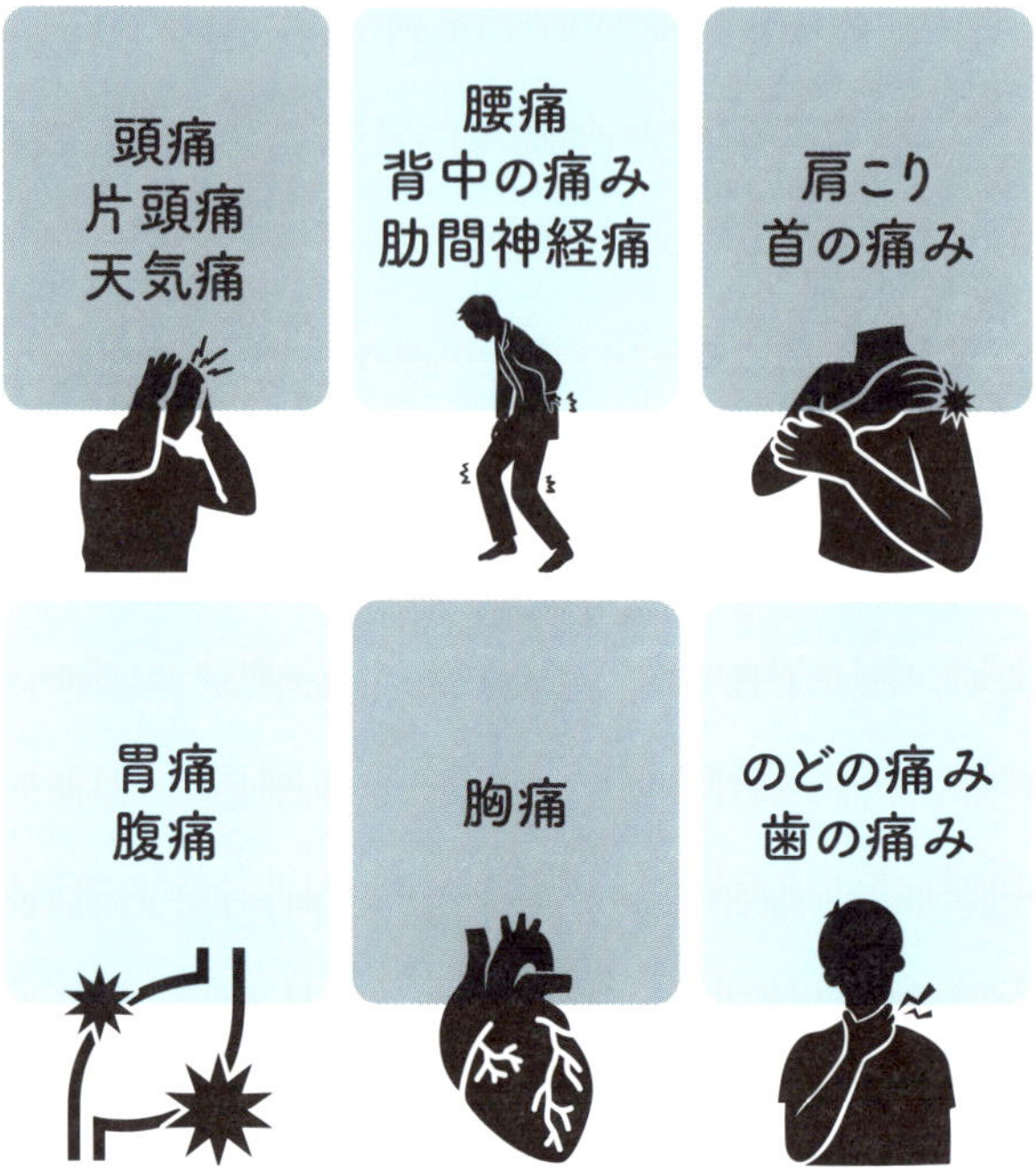
頭痛
片頭痛
天気痛
腰痛
背中の痛み
肋間神経痛
肩こり
首の痛み
胃痛
腹痛
胸痛
のどの痛み
歯の痛み

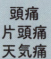

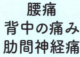

全く異なる作用をもつ交感神経と副交感神経は、どちらか一方が優位になるよりも、「1：1」のバランスで働くほうが理想です（P.35）。この**バランスが交感神経優位に傾くと、不快な症状が出始めます**。その症状のひとつが「痛み」です。自律神経と痛み、一見、繋がりがないように思える両者ですが、どのようなメカニズムで痛みは生じるのでしょうか。

事の発端は、**イライラしたり緊張したり、ストレスを感じることから始まります。すると交感神経の働きが高まり血管が収縮し、血流が悪くなります**。これが一時的な

痛みのメカニズム

交感神経が優位の状態が続くと血行不良に。体に「痛み」となって現れ、それが交感神経をさらに優位にします。

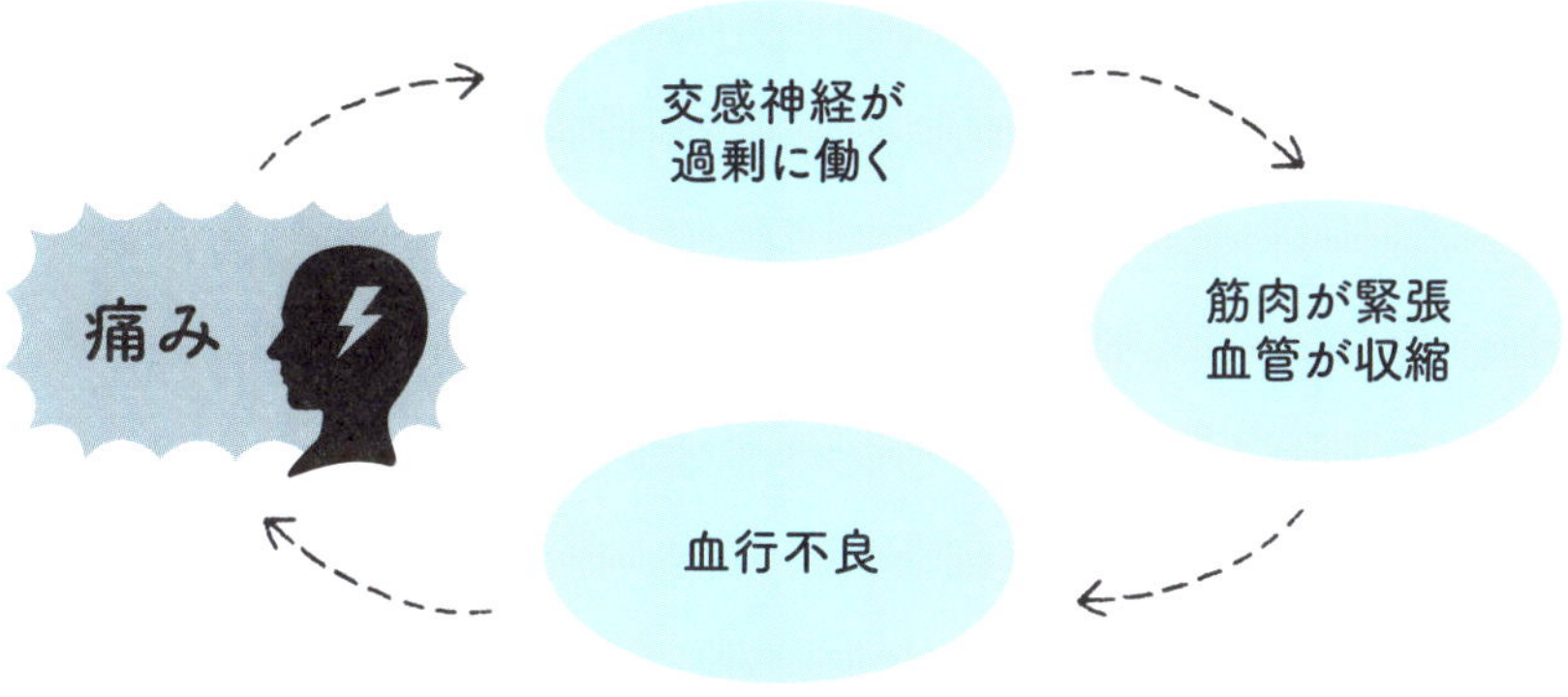

謎の痛みは心配事のせいかも？

病院にかかっても治らない原因不明の腰痛や肩こり、頭痛。それは心配事やストレスによる自律神経の乱れが原因かも。意識的にリラックスすることを心がけてみてください。心配事がなくなったとたん痛みがなくなる人もいます。

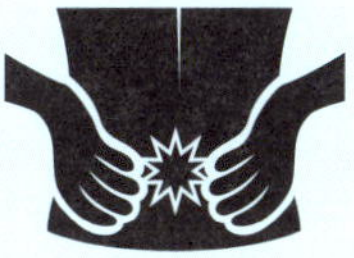

ものならまだいいのですが、緊張状態が長く続くと交感神経が常に高いままで、通常は夕方から夜にかけて優位になる副交感神経がうまく働かなくなってしまいます。血管は収縮したままとなり、長時間にわたって血流が滞ることに。そうなると、体に酸素や栄養素が行き渡らず筋肉はこわばり、肩こりや腰痛、頭痛、関節痛などの痛みが生じやすくなります。

また、**副交感神経は食べたものの消化を助ける役目があるので、働きが低下すると消化不良を起こし、胃痛につながることも。**

もし、病院へ行っても原因がわからない慢性的な痛みがあれば、それはストレスによって自律神経が乱れたせいかもしれません。ゆっくり風呂に浸かるなど、心身をリラックスさせてあげると、自然と痛みが消えていく場合もあります。

自律神経による不調・症状②
不快感

自律神経の乱れで生じる症状例

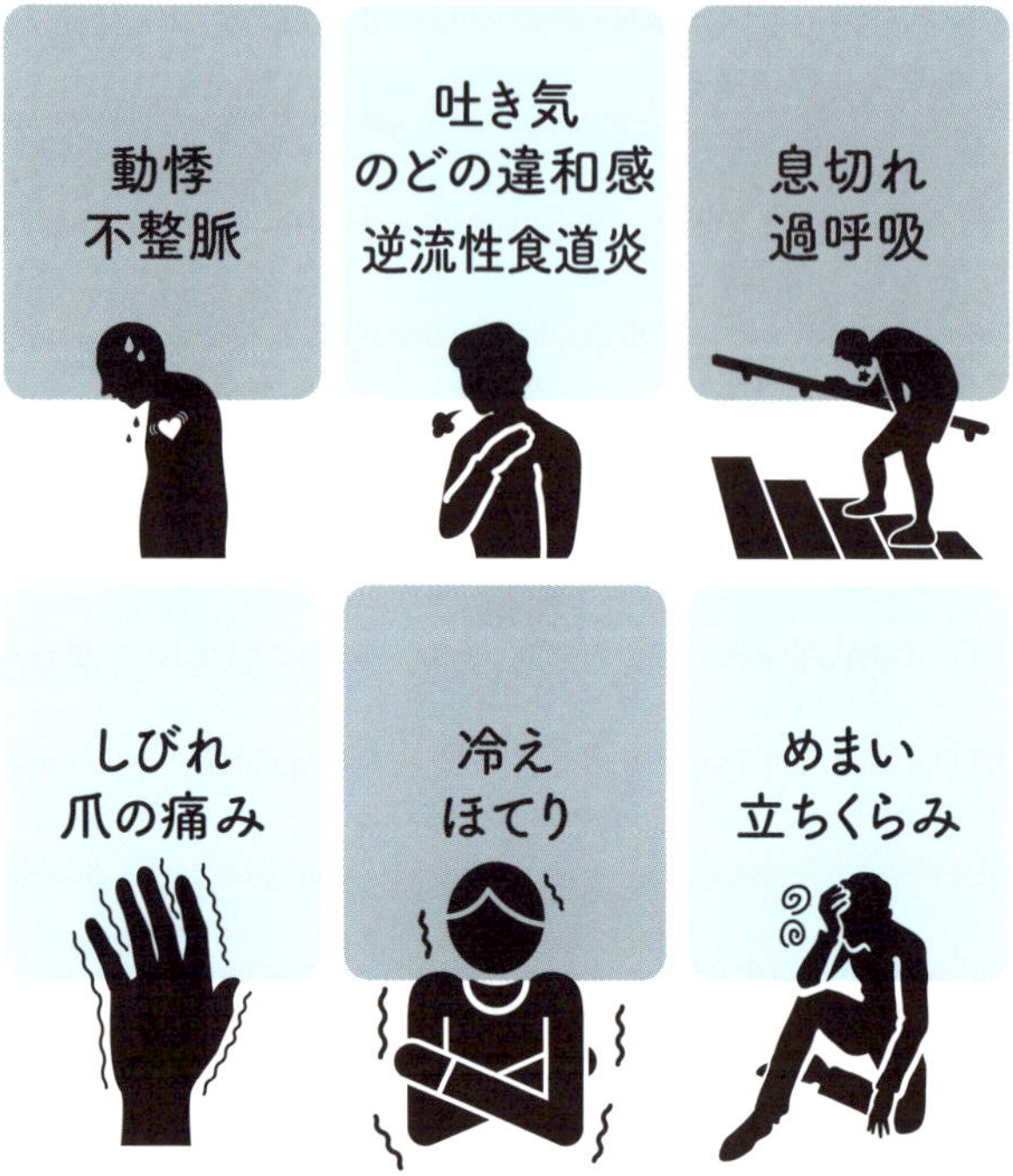
動悸
不整脈
吐き気
のどの違和感
逆流性食道炎
息切れ
過呼吸
しびれ
爪の痛み
冷え
ほてり
めまい
立ちくらみ

自律神経の乱れによる不調は痛み以外にも様々。なぜなら、呼吸、心拍数、血圧、消化・吸収といった機能を制御しているのが、ほかならぬ自律神経だからです。自律神経が正常に働かないと、心身にあらゆる不快な症状が生じてきます。

例えば、緊張やストレスで交感神経が過剰になると血圧や心拍数が上がり、呼吸が浅くなっていきます。それによって起こるのが、**「動悸」や「息切れ」の症状。この状態が長く続いたり、ひどくなったりすると、過呼吸になることもあるので要注意。**そんなときは深く息を吸って、ゆっくりと

交感神経と副交感神経のバランスを保つ

交感神経と副交感神経のバランスが崩れると、心身に不調をきたします。うまく切り替え、バランスを保つことが大切です。

交感神経と副交感神経を上手に切り替える

アクセル（交感神経）全開もブレーキ（副交感神経）踏みっぱなしもどちらもNG！
速度変化の少ない安全運転で、適度に休憩を入れて行きましょう。

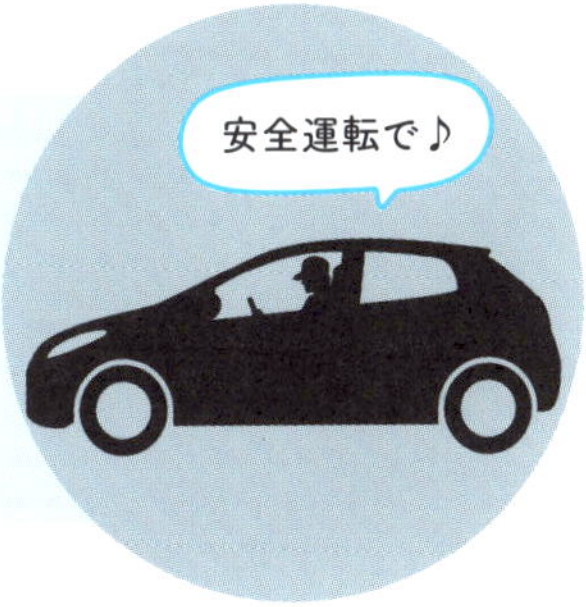
安全運転で♪

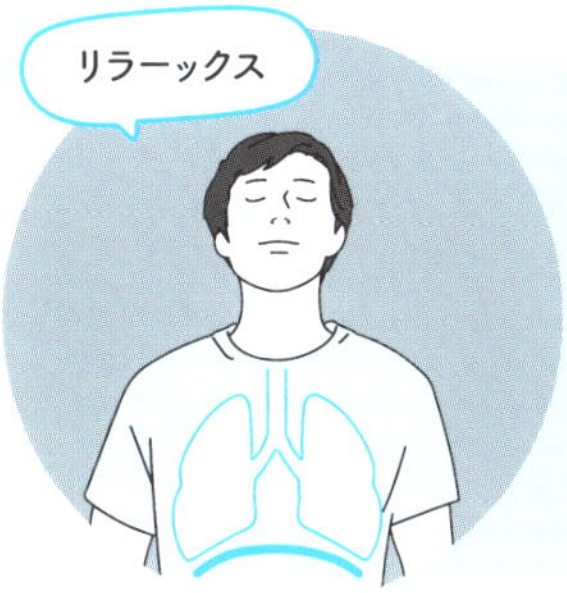
リラーックス

どこでも簡単にできる深呼吸が効果的

交感神経から副交感神経に切り替えることができる、最も簡単な方法が深呼吸。リズムを守って深く吸って深く吐くことが大切です。

詳しい方法はP.102へ

吐き出し、副交感神経を働かせて呼吸を落ちつかせましょう。

また、痛みと同様、**自律神経の乱れによる血流悪化で起きるのが「めまい」や「しびれ」です。**めまいは脳の血流が悪くなることが原因ですが、女性は自律神経の不調からホルモンバランスが崩れることでも起きます。一方、しびれは血流が滞りやすい手先、足先などによく見られます。

体温調節機能を担うのも自律神経。そのためバランスが崩れると、極端に冷えを感じたり、逆にほてりやのぼせが起きたり、体温調節をうまくできなくなります。

ただし、動悸、息切れ、めまい、しびれ、冷え、のぼせといった症状は、自律神経の乱れだけでなく、ほかの病でも生じる可能性があります。まずは病院を受診して、原因を明らかにすることが大切です。

自律神経による不調・症状③

便・尿のトラブル

自律神経の乱れで生じる症状例

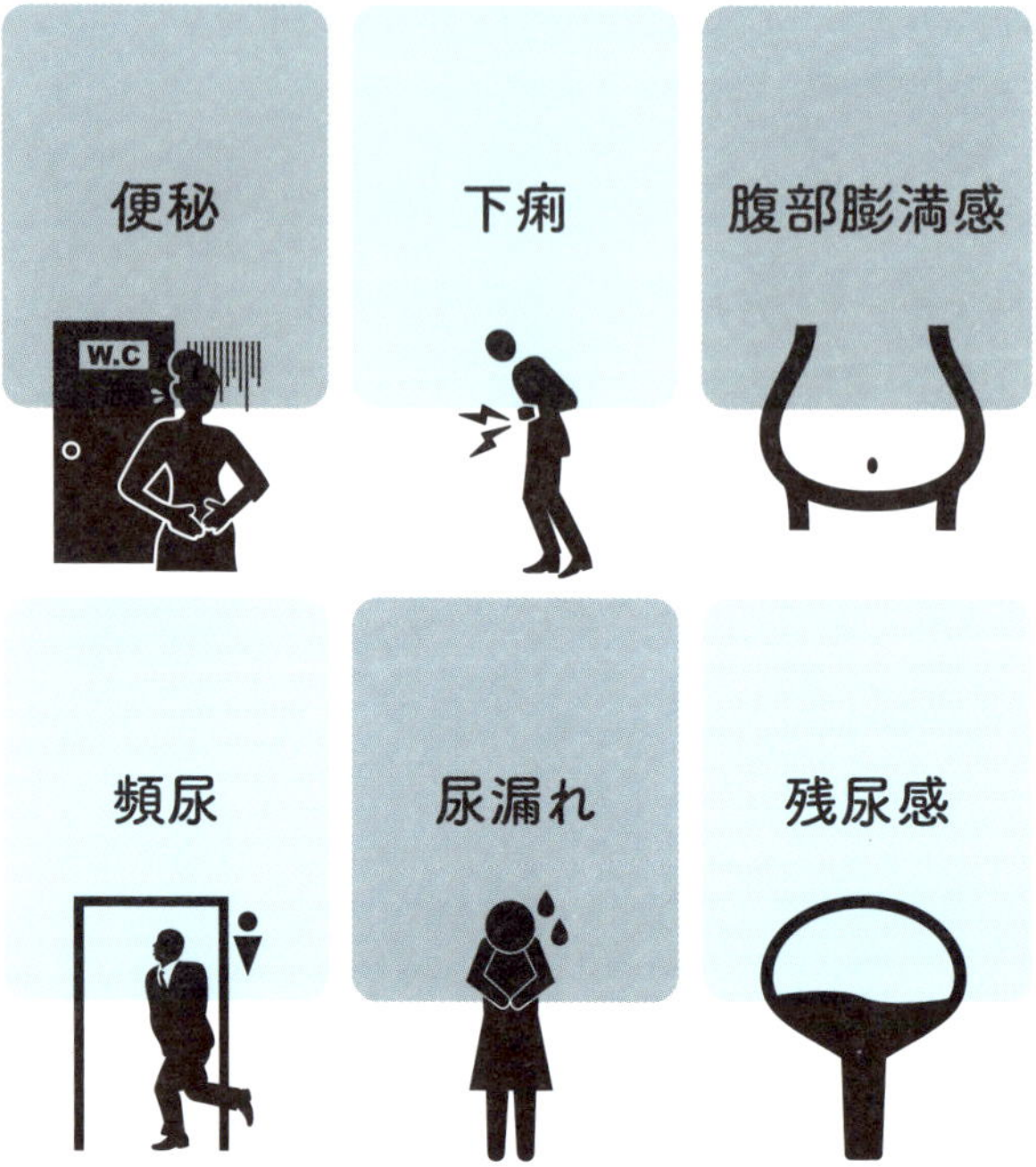
便秘
W.C
下痢
腹部膨満感
頻尿
尿漏れ
残尿感

不安を感じたり、緊張したりすると急にお腹が痛くなる。ストレスが続くと下痢や便秘になる。多くの人が経験することですが、まるで腸と心は繋がっているかのように思えます。

実際、**腸と心＝脳は、自律神経を介して互いに影響し合っていて、医学的にこれを「腸脳相関」と呼びます**。ですから、自律神経が乱れれば、腸にもトラブルが生じ、反対に腸が不健康だと、自律神経も乱れてくるのです。冒頭の急な腹痛や、ストレスによる下痢、便秘はまさにその証拠。ほかにも、**長期間下痢や腹痛が続く「過敏性腸**

自律神経が乱れると排せつのコントロールも困難に

腸や肛門、膀胱も自律神経で制御されています。交感神経と副交感神経のどちらか一方の働きが強くなると、排せつの制御が難しくなることも。

交感神経優位　　副交感神経優位

腸・肛門

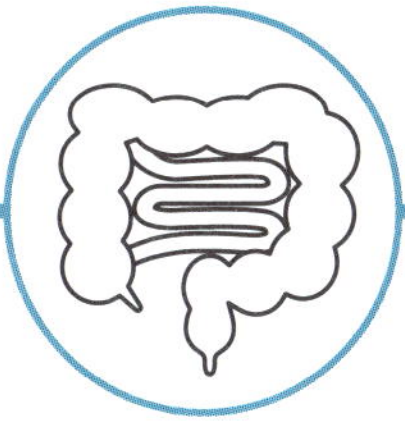

交感神経優位：肛門が締まって腸の動きが鈍り便秘傾向

副交感神経優位：肛門が開いて腸が動き下痢傾向

膀胱

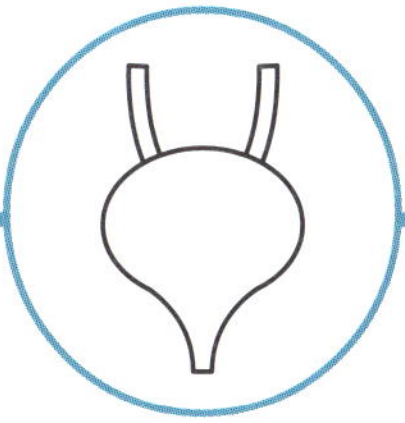

交感神経優位：膀胱の筋肉が緩み尿道が締まって尿が出るのを防ぐ残尿傾向

副交感神経優位：膀胱の筋肉が締まり、尿道の筋肉が緩んで尿を押し出す。頻尿傾向

症候群（ＩＢＳ）」も自律神経が関与していると言われています。ストレスなどで副交感神経の働きが低下し、消化や排便がスムーズにいかなくなることが主な要因です。

　また、**腸と脳、自律神経は密接に関係しているので、腸が健康だと自律神経も自ずと整います。**腸内で消化吸収した栄養分が上質な血液となり全身を巡るため、腸が元気だと血流がよくなり、その結果、自律神経も安定してくるのです。

　さらに、自律神経は排尿にも影響し尿トラブルも引き起こします。自律神経が乱れることで尿意を適切にコントロールできず、頻尿や尿漏れなどの症状が現れるのです。**頻尿の症状の多くは明らかな原因が見当たらず、「心因性」と診断されます。そういった場合は、自律神経のバランスを整えることが改善への近道です。**

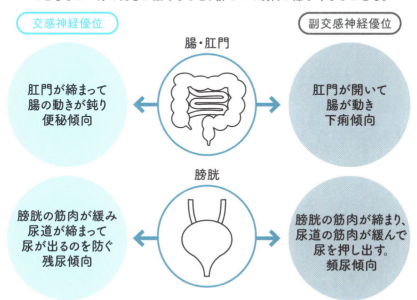

自律神経による不調・症状④ メンタル

自律神経の乱れで生じる症状例

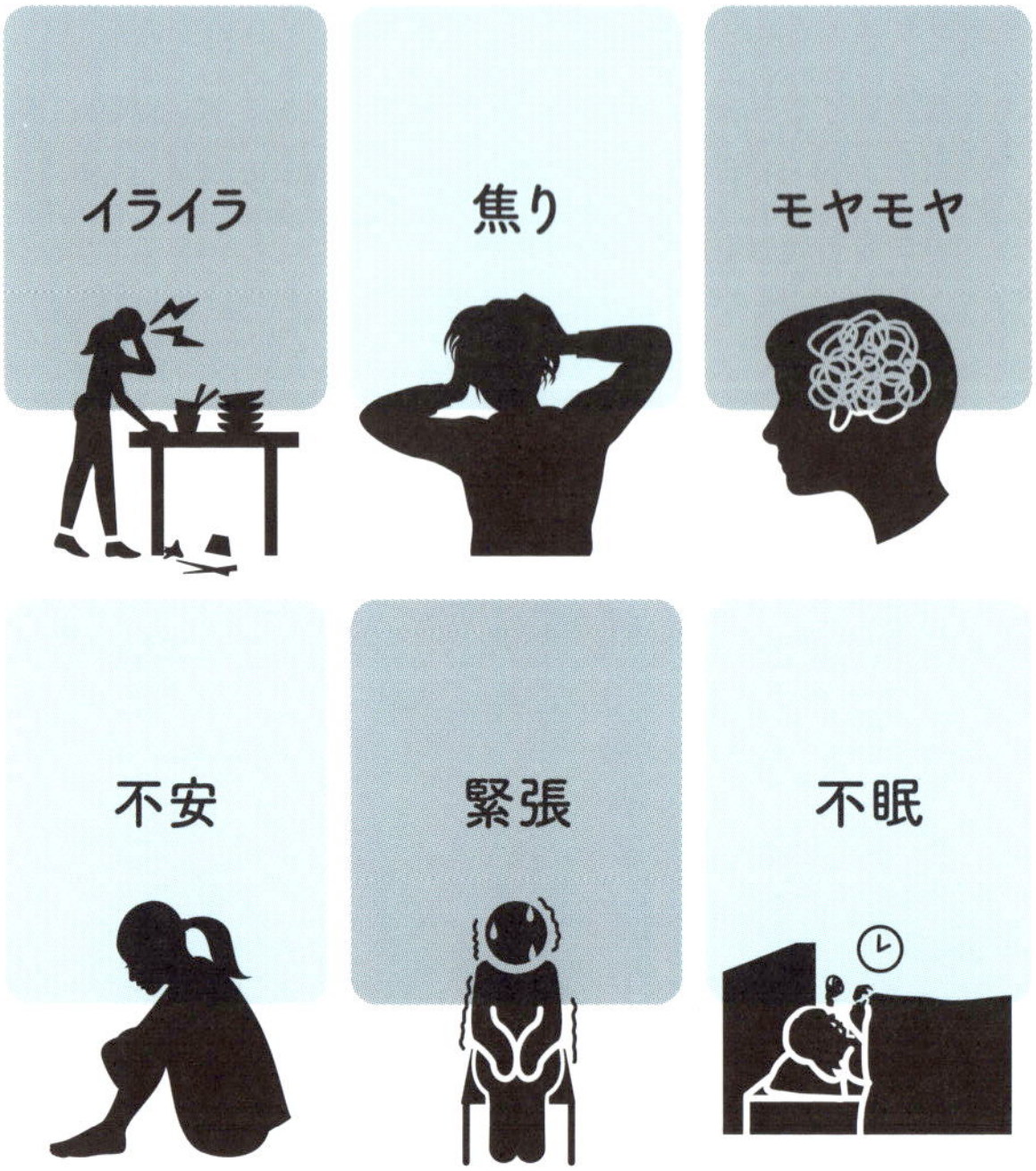
イライラ
焦り
モヤモヤ
不安
緊張
不眠

自律神経に特に大きく影響を与えるのがメンタル面です。私たちの日々の気分は、自律神経のバランスによって変化しているといっても過言ではありません。

例えば、**ストレスを感じて交感神経ばかりが優位に働くと、神経が興奮状態になりイライラしたり、焦りを感じたりしやすくなります**。さらに、夜になっても交感神経が高いままで、副交感神経優位に切り替わらないと、心身がリラックスできず寝つきが悪くなったり、眠りが浅くなったりと不眠の症状が現れます。

一方、交感神経が働かず、副交感神経の

メンタルにも影響する自律神経の乱れ

交感神経と副交感神経の働きに極端に差が出る、または
どちらも低い状態が続くとメンタルに影響します。

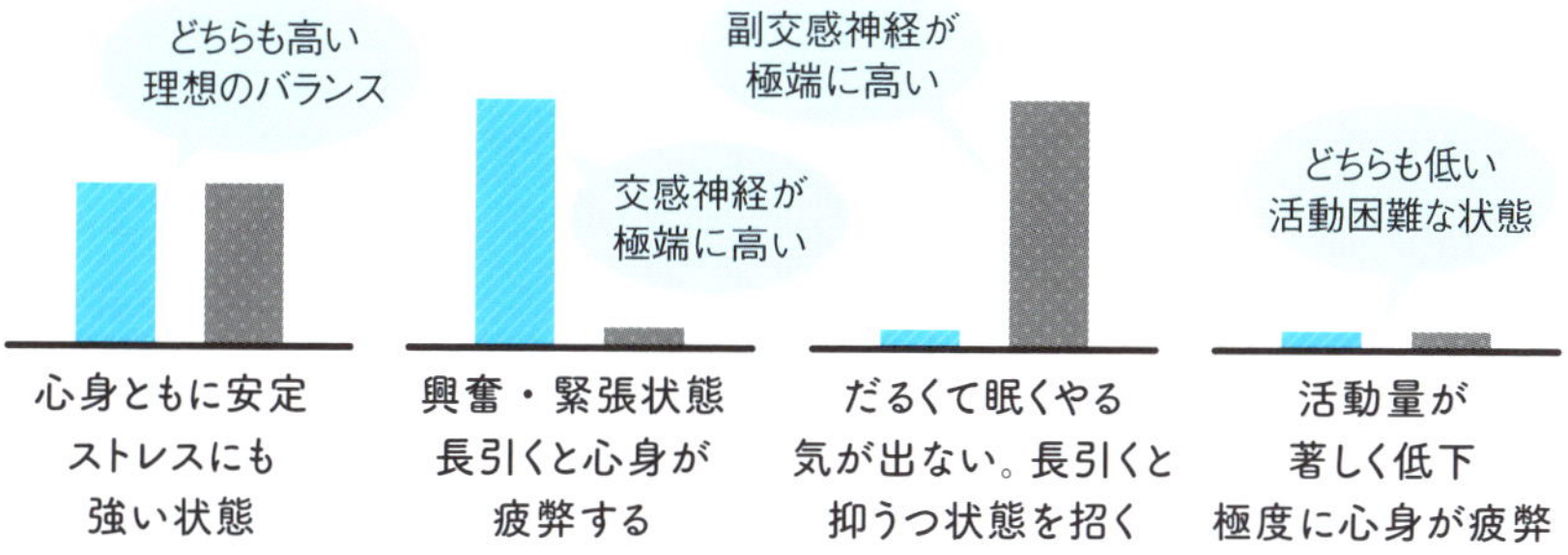
どちらも高い
理想のバランス
心身ともに安定
ストレスにも
強い状態
交感神経が
極端に高い
興奮・緊張状態
長引くと心身が
疲弊する
副交感神経が
極端に高い
だるくて眠くやる
気が出ない。長引くと
抑うつ状態を招く
どちらも低い
活動困難な状態
活動量が
著しく低下
極度に心身が疲弊

さらなる不調を招く「サイバー心気症」に注意！

ネットやテレビなどの情報に心を病んでしまうサイバー心気症。検索結果から自分は病気だと思い込み、ひどいと実際に症状が体に現れる場合も。不確かな情報に苦しめられるくらいなら思いきって一度病院で検査を。

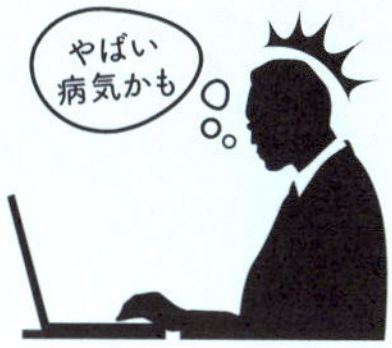
やばい
病気かも

みが優位になるのも問題です。**副交感神経が高すぎると、常に眠気やだるさを感じ、物事に集中できません。これが続くと、抑うつ状態となり、うつ病に発展することも。**

また反対に、メンタルが落ち込むことで自律神経症状を誘発することもあります。近頃多い「サイバー心気症」もそのひとつです。サイバー心気症とは、体の不調をインターネットで検索し、がんなどの深刻な病気だと思い込んでしまう心の病。極度の不安が自律神経を乱し、ひどい場合は実際に体に痛みまで感じることがあります。**実は、病院へ来る患者さんのうち、何らかの病気が見つかるのはほんの1割。9割は特に疾患のない体調不良なのです。**心配な症状があれば、病院を受診して安心感を得るほうが建設的。万が一、病気だとしても、早期に治療すればいいだけです。

自律神経が乱れる3つの理由

自律神経が乱れる原因は、大きく分けて3つあります。**「ストレス」「運動不足」「不規則な生活」。裏を返せば、この3つを避ければ自律神経が整い、心身が健康でいられるわけです。**では、具体的にどうすればよいのか、一つずつ解説します。

はじめに、「ストレス」。強いストレスは、交感神経を過剰に働かせることになり、自律神経のバランスが崩れてしまいます。とはいえ、ストレスを全てなくすことは不可能。そこで、重要となってくるのがメンタルケアです。**ストレスがたまったときは休息をとったり、趣味などで気分転換をはかったりして、ストレスとうまく付き合うことが大切です。**

次に「運動不足」。ここでいう運動は、決してハードな運動のことではありません。デスクワークなどで座りっぱなしの時間が長い、車での移動ばかりで、ほとんど体を動かさないような生活を称して運動不足といいます。**ウォーキングなど軽い運動でいいので、毎日体を動かす習慣をつけましょう。**ストレッチも血流をよくするのでおすすめです。

最後は「不規則な生活」。朝起きる時間がまちまちだったり、夜更かしする習慣があったりすると、生活リズムが乱れて自律神経の切り替えがうまくいかなくなります。**早寝、早起きに加え、1日3食規則正しく食事をとること。**それらを心がければ生活にリズムが生まれ、ちょっとやそっとのことでは自律神経が乱れなくなります。

自律神経が乱れる3つの要因とは

自律神経は自分の意思でコントロールすることはできません。しかし生活習慣の見直しで、乱れないように間接的に予防することは可能です。

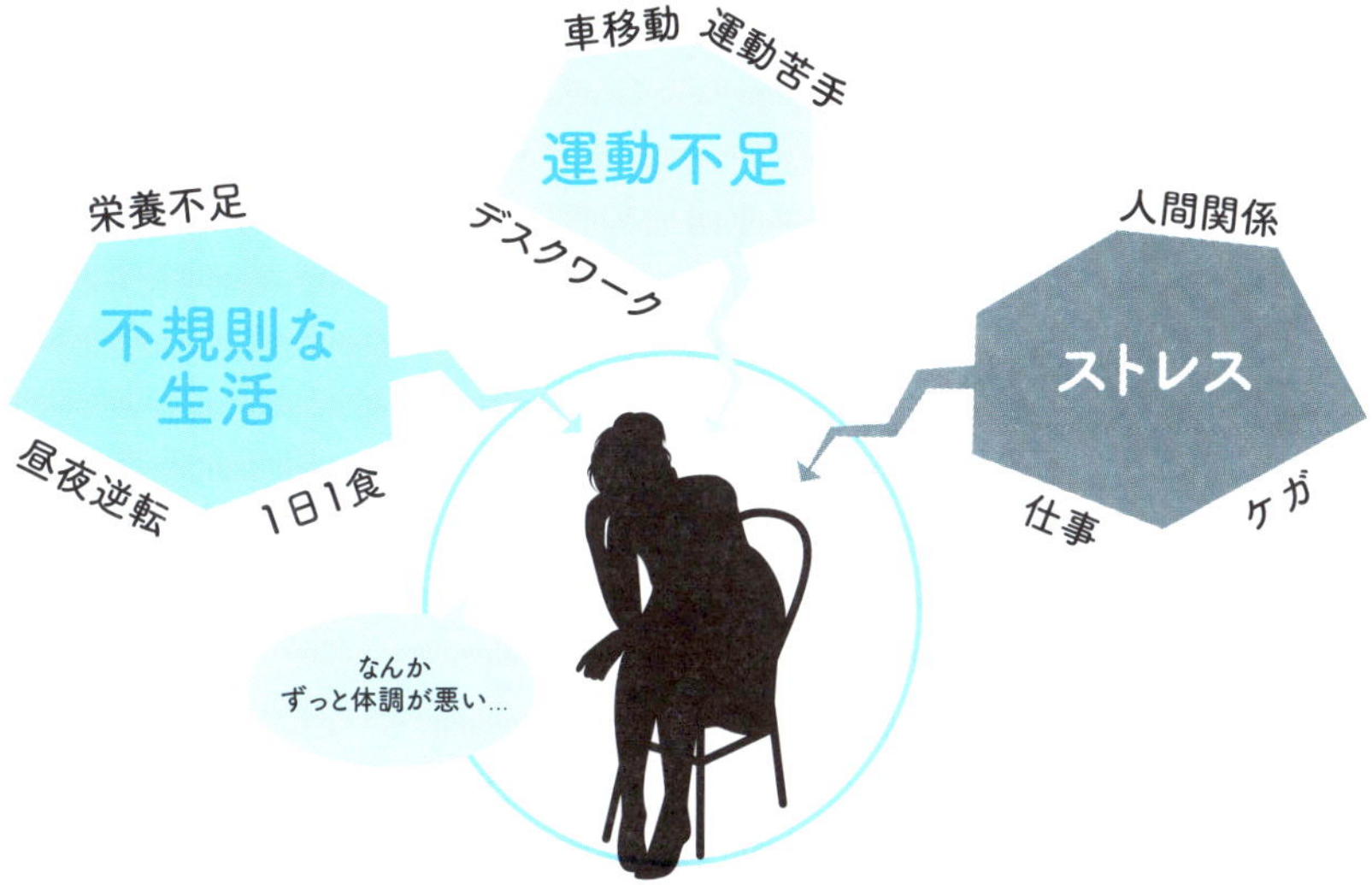

自律神経を整えるためには
規則正しい生活・適度な運動・メンタルのケアで
アプローチするのが効果的！

規則正しい生活

早寝、早起き、バランスのとれた食事、1日3食規則正しい時間に食べるなど、生活のリズムを正すだけで自律神経は整っていきます。

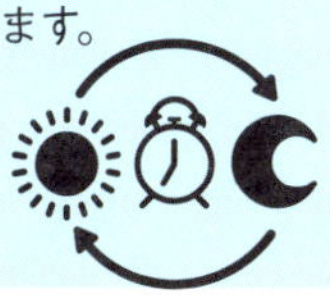

適度な運動

血流を促す簡単な運動でOK。スクワット、ウォーキング、ストレッチなど軽い運動でも十分効果的です。逆に激しい運動は交感神経を高めるので要注意です。

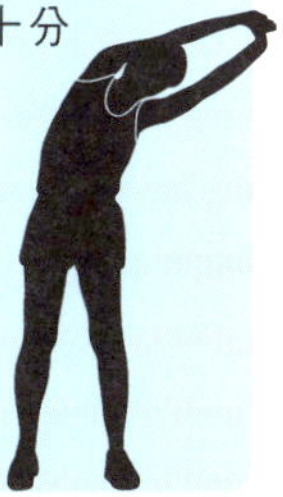

メンタルのケア

残念ながらストレスを避けるのは難しいので、ストレスとどううまく付き合っていくのかがポイント。意識的にリラックスすることも大切です。

第1章

ストレスは1位を解決すれば残りは大したことないと考える

自律神経を乱す最大の要因でもあるストレス。そのストレス**ストレスとうまく付き合う方法としておすすめしたいのが、ストレスの「見える化」です。**

どんな人でもストレスの原因となることなんて、なるべく考えたくはありません。普段は見ないようにして、心の奥底にしまい込んでいるのではないでしょうか。しかし、そうやってフタをしていることがストレスをより厄介なものにしているのです。

ストレスの見える化には手順があります。まず、今感じているストレスを、ストレスが強い順に10個紙に書き出してみましょう。そして、1位のストレスに注目してみてください。おそらく、1位のストレスにくらべて残りの9個は、大したことがないように思えるのではないでしょうか。**実は、本当に気になるストレスは1位のストレスだけ。つまり、ストレスの90％は解決済みと考えていいのです。**

では、1位のストレスとはどう付き合えばいいのでしょうか。難しいことは何もありません。解決方法を3つ考えてみてください。解決方法がわかれば、もう悩む必要はなくなります。その3つのどれかで解決するよりほかはないからです。

ストレスは隠してしまうと、余計に不安がふくらみ、得体の知れない怖さを感じてしまいます。しかし、**見える化してしまえば意外と大したことないと感じるもの。考え方次第で、ストレスをストレスとして感じなくすることができるのです。**

小林式！効果抜群のストレスの解決方法

人間関係、仕事、病気……様々なストレスがあると思いますが、まずは書き出してみましょう。10個はひとつの目安で思いつくだけで構いません。

1 ＋ ストレスになっていることを10個書き出してみる

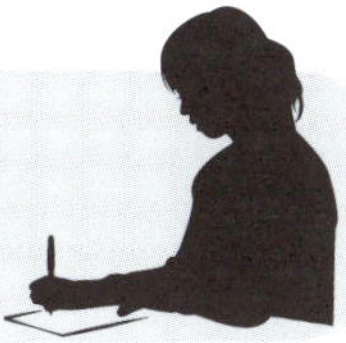

↓

2 ＋ つらい順に順位をつける

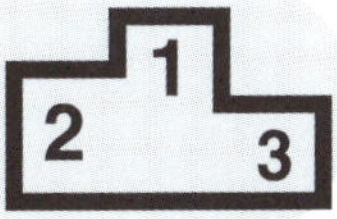

↓

3 ＋ 1位のストレスの解決方法を3つ考えて、可能なら実行してみる

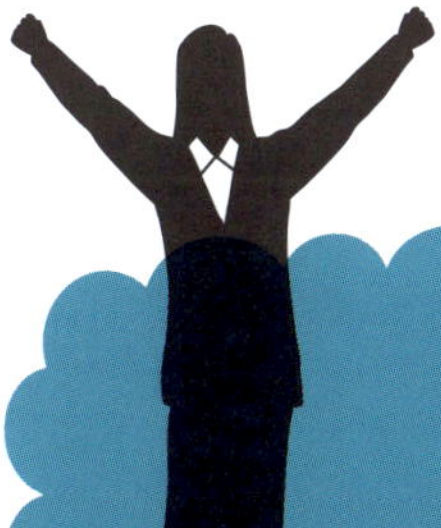

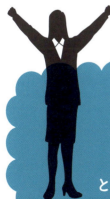

1位のストレスを解決すれば、
残りのストレスは放置でOK！
ストレスはあってあたりまえ！
このぐらいなら大丈夫！
と考えるくせをつけることも大切です。

第1章

自律神経失調症とうつ病は似て非なるもの

「自律神経失調症」は、前述したように、メンタル面にも症状が現れます。イライラや不安感、倦怠感、不眠、食欲不振などといった症状は「うつ病」の症状とよく似ているので、両者は混同されがち。しかし、自律神経失調症とうつ病は全く異なる病だといえます。

自律神経失調症は、ストレスなどによる自律神経の乱れが原因で生じるあらゆる症状を指します（P.36）。一方、**うつ病は、脳内の神経伝達物質である「セロトニン」や「ドーパミン」の著しい低下が原因の病気**。セロトニンは幸福感をもたらし、ドーパミンはやる気や集中力を引き出す作用があるので、この2つが不足すると抑うつ傾向が強くなるのです。

ただし、**うつ病の場合も自律神経に異常が見られます。うつ病の患者さんの自律神経を測定すると、副交感神経が圧倒的に高く、交感神経がほとんど働いていないことがほとんど。**アクセルが機能せず、ブレーキだけが効いている状態なので、気分が落ち込み無気力になるのは当然です。

もう一つ混同しやすい病に「パニック障害」があります。こちらは副交感神経が働かず、交感神経が極端に高くなります。つまり、ブレーキが効かずアクセル全開という状態。いずれにしても、**うつ病もパニック障害も自律神経に問題あり。ですから、自律神経が乱れた状態が続くと、うつ病などの心の病に発展しかねないということです。**

自律神経失調症とうつ病の違い

自律神経失調症

自律神経の乱れが引き起こす症状の総称で、病名ではない。

主な症状

- 頭痛
- 腰痛
- 動悸
- 冷え
- 不眠
- だるさ
- めまい

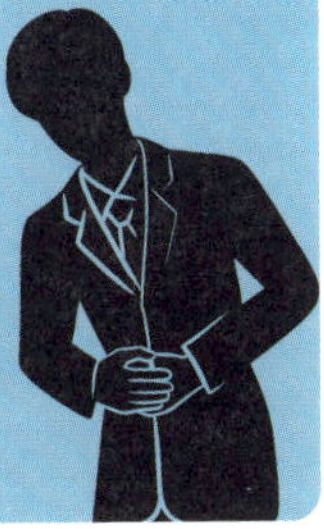

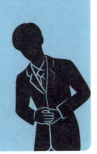

うつ病

脳の神経伝達物質の分泌異常で現れる心の病気。

主な症状

- 物事に興味がわかない
- 不安感や絶望感がある
- 自分を責める
- 自殺願望がある
- 自律神経失調症と同じ症状もある

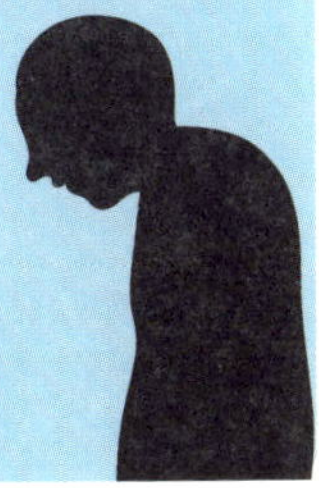

自立神経失調症は症状でうつ病は病気

似て非なるものですが、自律神経の乱れが長く続くと、うつ病になる可能性もあるので注意が必要です。

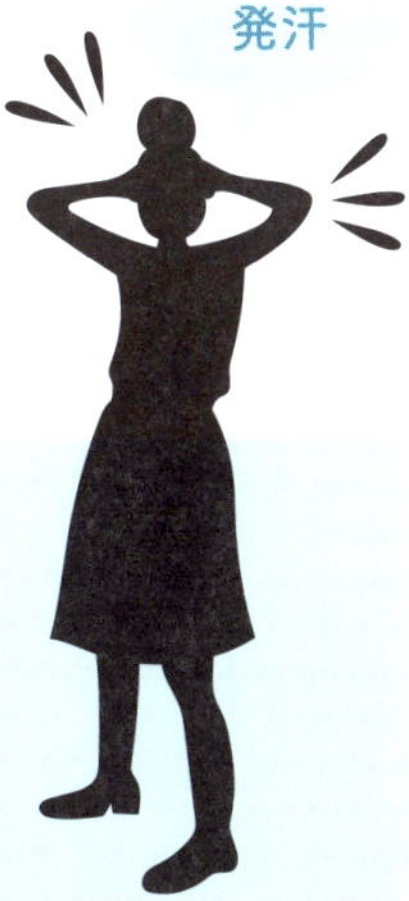

パニック障害とは

パニック障害も自律神経失調症と混同されやすい病気の1つ。交感神経だけが過剰に働き、副交感神経がほとんど働いていない状態で、わけもなく不安になり、動悸や呼吸困難、めまいといった様々な発作を繰り返します。自律神経系の症状と発作が同時に起きるのが特徴です。

朝起きられない起立性調節障害とは

最近、耳にすることが増えた「起立性調節障害」という病。「朝起きられない」というものが代表的な症状としてあります。そのほかの主な症状は多岐にわたり、立ちくらみ、めまい、不眠、動悸、息切れ、食欲不振、倦怠感など。成長段階にある思春期前後の子どもによく見られる病気ですが、大人でも発症する可能性があります。

実は、この病気も自律神経が関係しています。**交感神経と副交感神経のバランスが崩れることで自律神経の機能が低下し、血流が脳や体に行き渡らなくなることで発症します**。特に子どもの場合は、午前中に交感神経が働かず、起立時のめまいやふらつきがひどくなります。その後、午後から夕方にかけては交感神経が活性化し始め、症状がやわらいでくるというのが特徴です。

自律神経系の症状なので、主な原因はストレス、または不規則な生活など。この病気を持つ人は、朝より夜のほうが交感神経が高く元気になるので、夜更かしをして生活リズムが狂いがち。すると、余計に朝起きられなくなり負のスパイラルに陥ります。**治すためには、まず原因となるストレスを軽減し、なるべく規則正しい生活を送るようにすることです**。

朝起きられないことから、「さぼり癖」とか「怠けている」と思われ、なかなか理解されない病気ですが、重症化すると生活が困難になる可能性も。症状が続く場合は、必ず医療機関を受診しましょう。

起立性調節障害セルフチェック

- □ 朝起きるのがつらい・起きられない
- □ 寝つきが悪い
- □ 倦怠感がある
- □ 食が細い
- □ 立っていると気分が悪い
- □ 立ちくらみをよく起こす
- □ イライラしやすい
- □ 集中力が続かない
- □ 動悸や息切れがする
- □ 失神発作を起こす
- □ 乗り物酔いをする
- □ 原因不明な発熱がある
- □ 顔色が悪い（青白い）
- □ ストレスを感じると気分が悪くなる

複数当てはまり、ほかに病気や疾患がない場合は
起立性調節障害の可能性があります。
医療機関を受診することをおすすめします。

起立性調節障害の治し方

日常生活で実践できること

- 起立時は頭を下げ、急に立ち上がらない
- 規則正しい生活習慣を身につける
- 太陽の光を浴びる
- 運動習慣をもち、筋力を維持する
- こまめな水分摂取
- 少し多めの塩分摂取

など

起立性調節障害は、自律神経の働きが悪くなり、起立時に体や脳への血流が低下する病気です。症状によっては薬物療法や心理療法が必要ですが、日常で実践できることもあります。

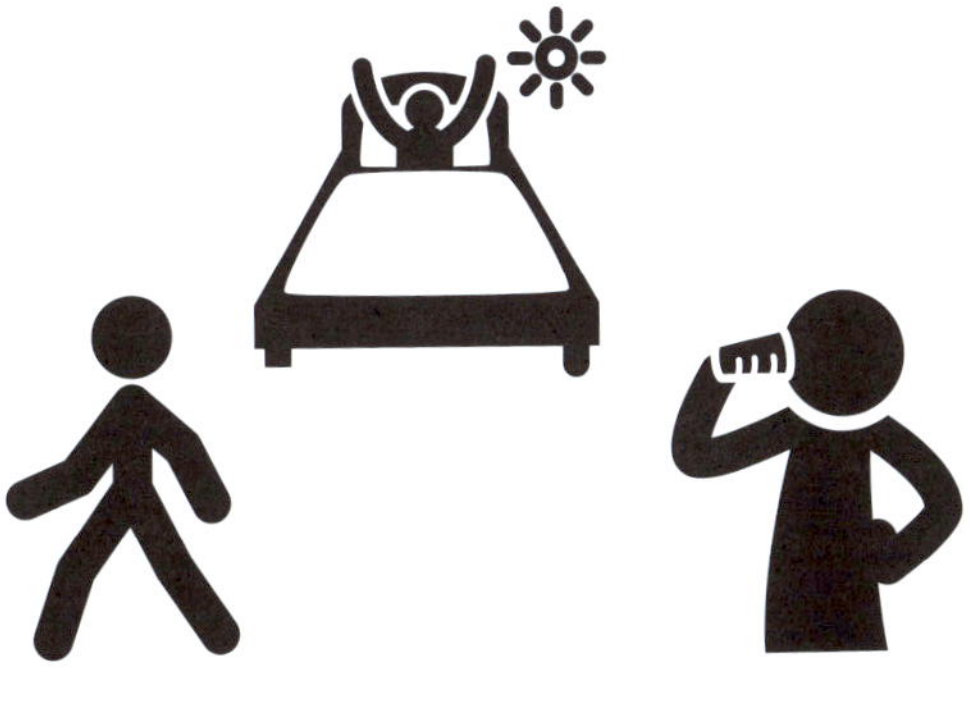

第2章

『自律神経』が整う
カギを握るのは
朝の行動

自律神経の乱れは自分で整えることが可能です。
大事なのは、規則正しい生活のリズム。
起きてから寝るまでの1日を
どのように過ごすかがポイントで、
なかでも最も重要なのは「朝」です。

CONTENTS

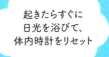

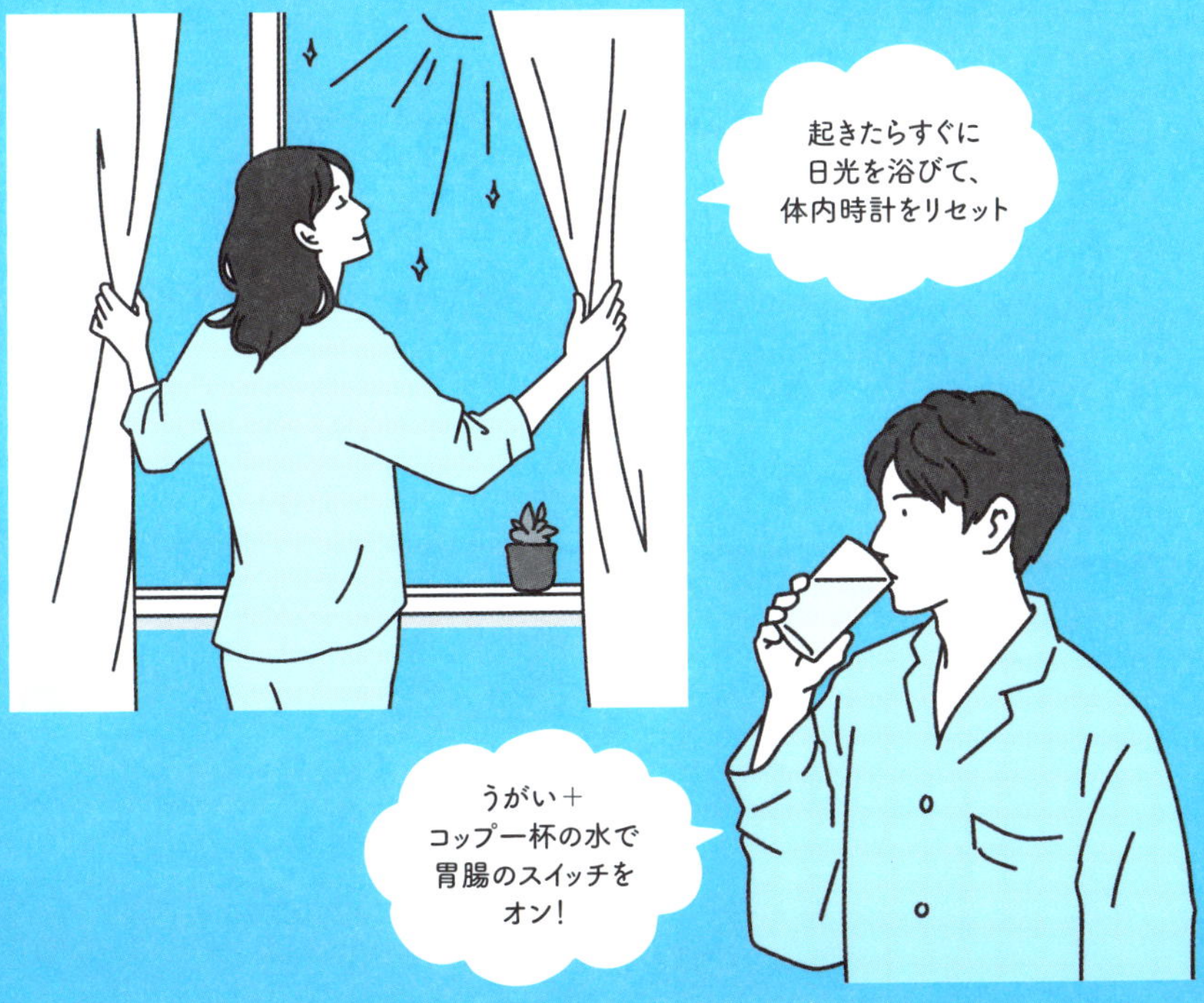

第2章

自律神経のリズムを整える体内時計のリセットは朝だけ

自律神経を安定させるためには、規則正しい「リズム」がとても大切です。自律神経は日中には交感神経が活発に働き、夜には入れ替わりに副交感神経が優位になります。このサイクルが一定のリズムで回っていくことが理想的だからです（P.35）。とはいえ、自律神経は自分の意思ではコントロールできません。では、自律神経のリズムをコントロールしているのは何かというと、私たちの体の中に備わる「体内時計」が密接に関係しています。

朝になるとすっきり目が覚めて、夜は自然に眠くなるという体のサイクルを管理しているのが体内時計です。自律神経のサイクルも体内時計のサイクルにあわせてリズムを刻んでいます。そのため、**夜更かしをしたり、朝遅くまで寝ていたり、食生活が不規則だったりして体内時計が狂うと、同時に自律神経のリズムも乱れてしまうのです。**

そもそも人間の体内時計の周期は約25時間。対して地球の自転周期は約24時間と1時間のズレがあります。通常は日常生活の中でズレを修正しながら体内時計は一定のサイクルを保っています。ところが、不規則な生活をしていると修正できずにズレが大きくなり、自律神経もますます乱れることに。

体内時計のズレをリセットする最もよい方法は、朝起きると同時にカーテンを開け、日光を浴びること。さらに朝食をとることで腸が動き出し、血の巡りがよくなって体が自然と目覚めてくれます。

24時間より少し長い体内時計を朝日でリセット

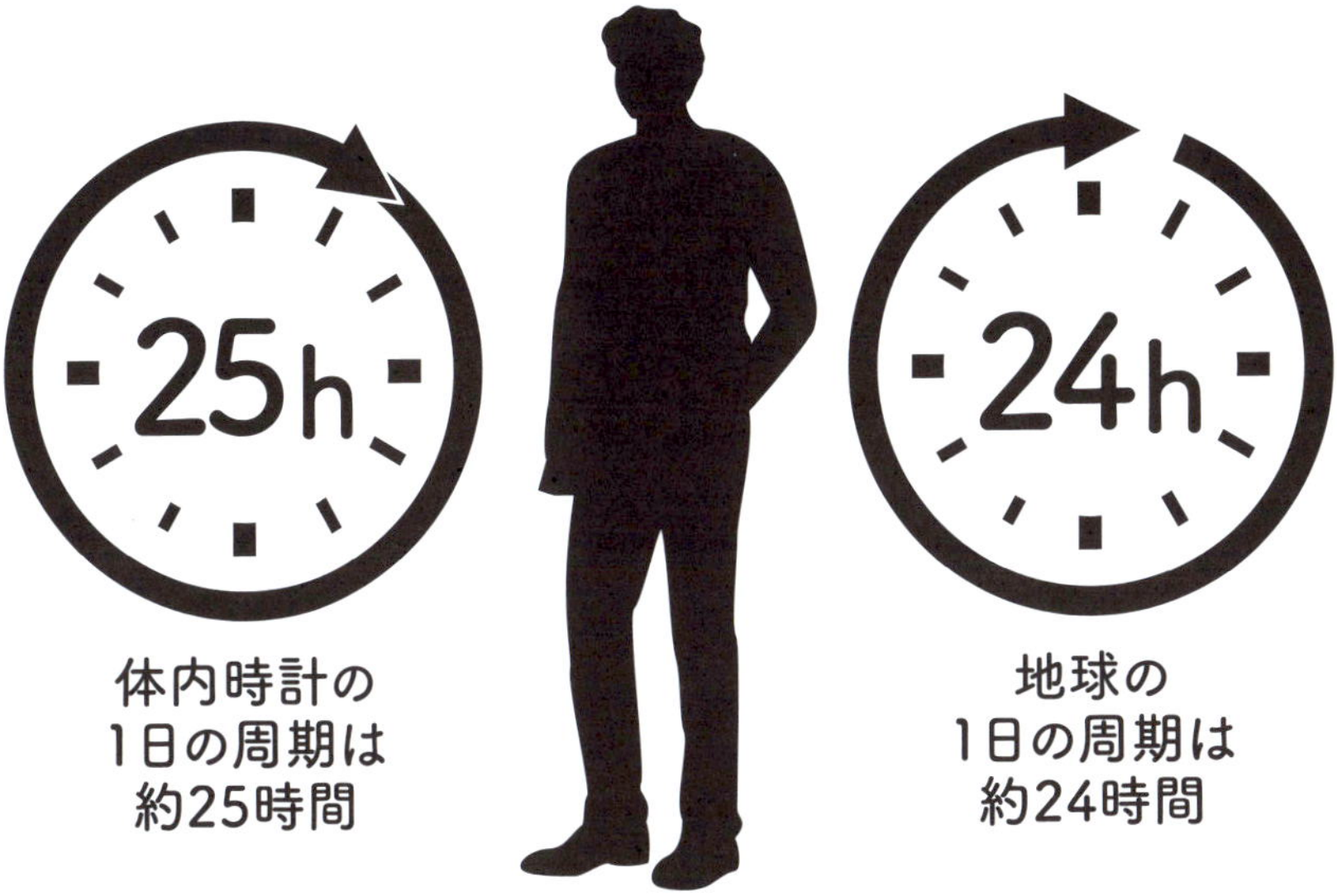

体内時計の
1日の周期は
約25時間

地球の
1日の周期は
約24時間

体内時計をリセットしてくれるのは
日光浴＋朝食

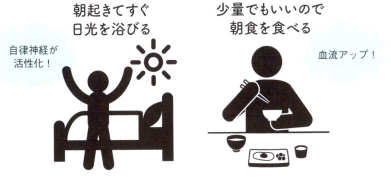

朝起きてすぐ
日光を浴びる

自律神経が
活性化！

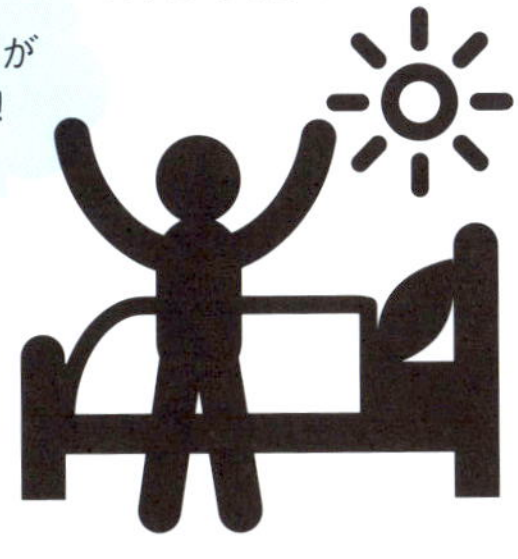

少量でもいいので
朝食を食べる

血流アップ！

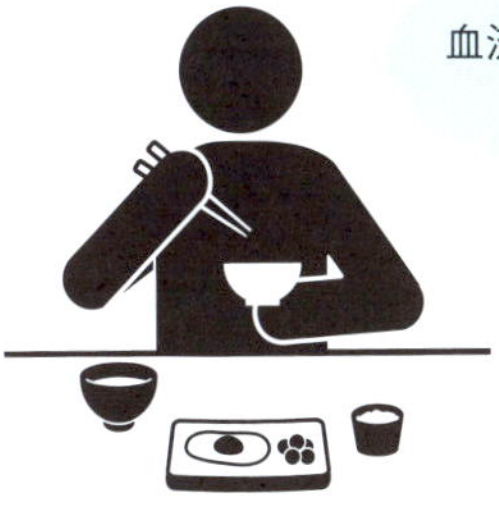

体内時計は1日24時間より長いため、ズレが生じると自律神経の乱れにも影響します。朝にきちんとリセットし、規則正しい生活リズムで過ごすことで、体は自然にズレを修正してくれます。

第2章

理想的な1日の過ごし方

自律神経を整えるためには、体内時計のリズムにあわせて生活するのが一番理想的です。早寝早起きや、1日3回の規則正しい食事が大切。**決まった時間に起きて、決まった時間に食べ、決まった時間に働き、決まった時間に寝る。それが自律神経を正常に働かせるコツなのです**。

私の場合は、毎朝5時に起床します。部屋のカーテンを開けて太陽の光をたっぷりと浴びてから、軽くストレッチをして体をほぐします。そのあと、ゆっくり朝食をとって、6時半には大学へ行きます。ずいぶん早くから働くと思われるかもしれませんが、**朝は脳が最も活性化する時間帯です。この時間に物事を考えたり発想したり創造したりといった、頭を使う作業を行うのが最も効率的**。単純作業は午後に回すほうが得策です。

夕食は就寝の3時間前までにすませます。なぜなら、胃が食べたものを消化するのに3時間を要するからです。夕食後すぐに寝てしまうと脂肪が蓄積され、眠りも浅くなってしまいます。その後は、**ゆっくりお風呂に浸かって体を温め、十分にリラックスした状態で眠りにつきます**。

こんなふうに1日を過ごせば、自律神経は自ずと安定します。とはいえ、いきなり生活を変えるのは難しいので、まずは左ページで挙げた7つのことを意識的に行ってみましょう。繰り返すうち、規則正しい生活リズムが身についてきます。

1日の中で心がけたい7つのこと

1. いつもより1時間早起きをする
2. 起きたらカーテンを開けて日光を浴びる
3. うがいをしてコップ1杯の水を飲む
4. ゆっくり朝食をとる
5. 日中何度か深呼吸をする
6. 軽い運動をして入浴をする
7. リラックスして、入眠する

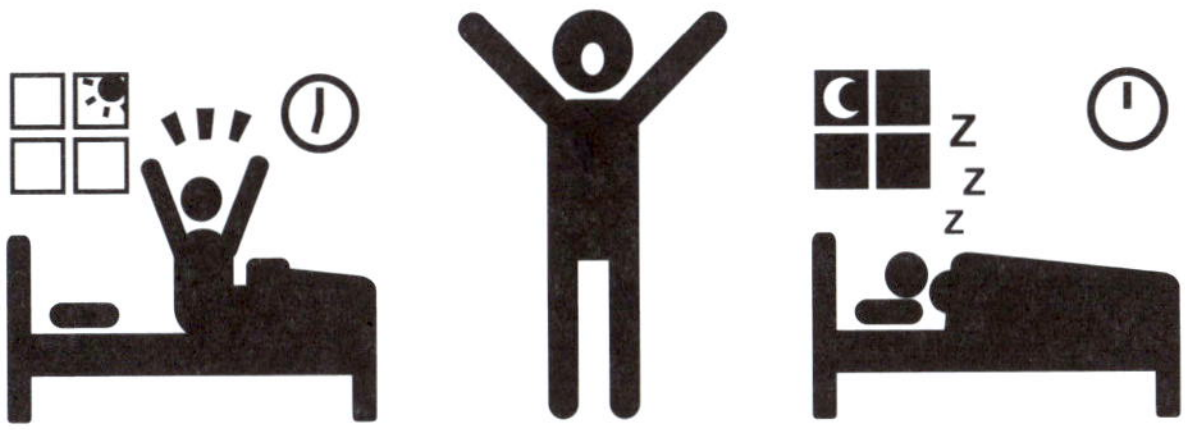

習慣化することで、自律神経が乱れにくい体になり、
不調も自ずと改善していきます。
特に朝の行動は最も重要です。どれか一つからでいいので始めてみてください。

第2章

早起き＋日光浴で自律神経が抜群に整う

起きたら窓を開けて朝日を浴びる

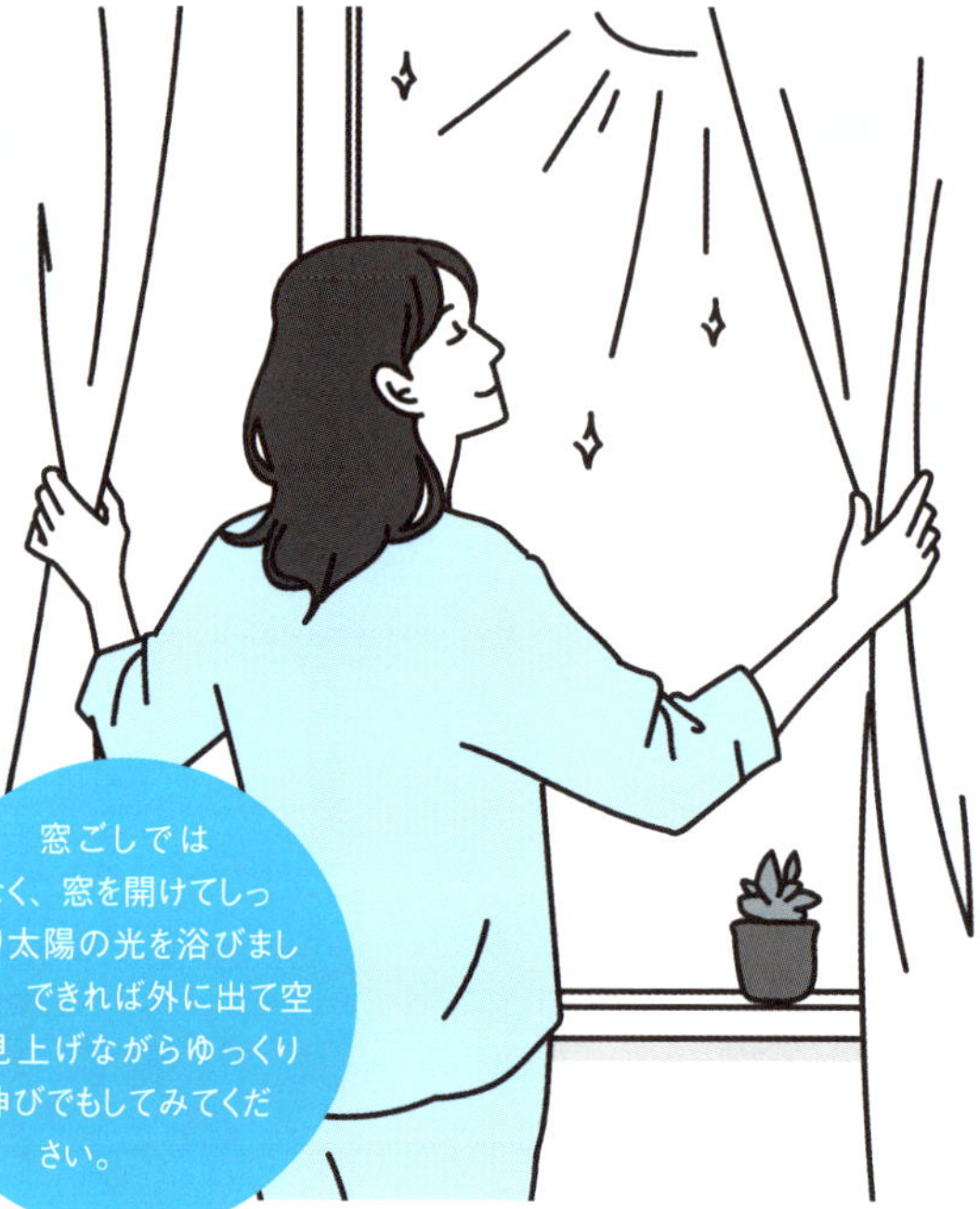

窓ごしではなく、窓を開けてしっかり太陽の光を浴びましょう。できれば外に出て空を見上げながらゆっくり伸びでもしてみてください。

前ページで挙げた7つのことを、全て実行するのは少しハードルが高いかもしれません。まずは、どれか一つでもいいから始めてみることです。**私が最初におすすめしたいのは、早起きをすること。1時間早く起きると、自律神経のバランスがいい方向に激変します。**

では、なぜ早起きがよいかというと、シンプルに「時間に余裕ができる」からです。当然、気持ちにも余裕ができて呼吸も安定します。朝は睡眠モードから活動モードへと切り替わる、自律神経にとって重要な時間。呼吸が安定していれば、過度に交感神

ストレスを軽減する幸せホルモン「セロトニン」

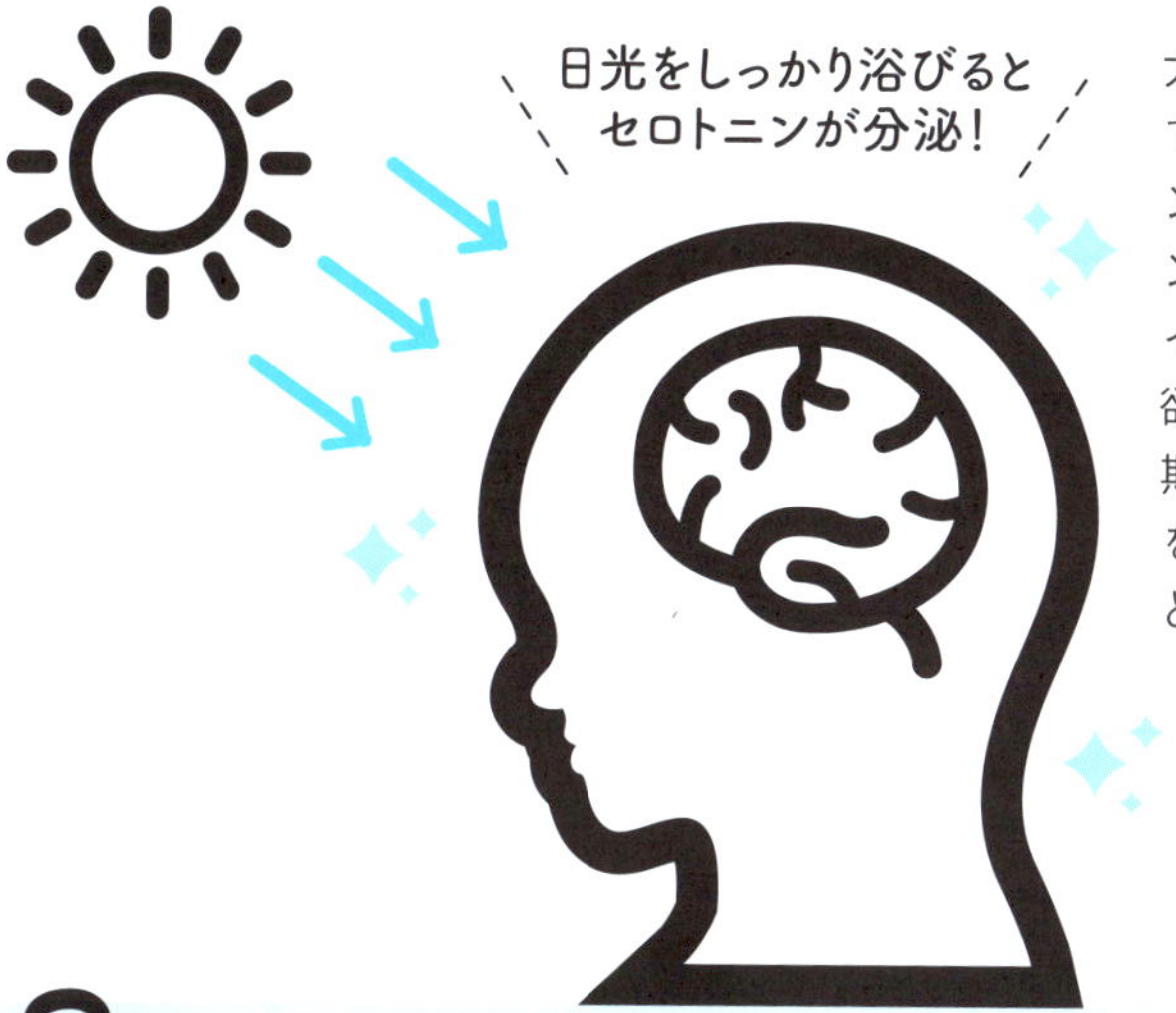
日光をしっかり浴びると
セロトニンが分泌!

太陽の光を浴びることで、脳内に幸せホルモンと呼ばれるセロトニンの分泌が促されます。イライラを抑制し、意欲を向上させる効果が期待でき、自然な睡眠を促すメラトニンのもとにもなります。

曇りや雨の日はどうする?

毎朝同じ行動を習慣化することも自律神経を整えるためには大切。陽光が少ない日は、少し長めに浴びてみてください。

経が高まることもなく、自律神経が1日を通して正常に働きます。

もう1つのポイントは、**朝起きたらすぐに部屋のカーテンを開けること。日光をたっぷり浴びることで体内時計をリセットできます。さらに、睡眠中に優位だった副交感神経から活動モードの交感神経へとスイッチを切り替えるのにも効果的。**この切り替えがうまくいかないと、自律神経は1日中不安定になるので注意してください。

また、朝日を浴びると「セロトニン」が分泌されます。**セロトニンは幸せホルモンと呼ばれ、幸福感や安心感をもたらす脳内物質。十分に分泌されると、心が落ちつき自律神経も安定します。**逆に不足すると、イライラや不安を感じやすくなり自律神経も乱れがちに。つまり、日光浴一つで1日の体調が大きく変わるのです。

起きたらうがいしてコップ1杯の水を飲む

正しいうがいの仕方

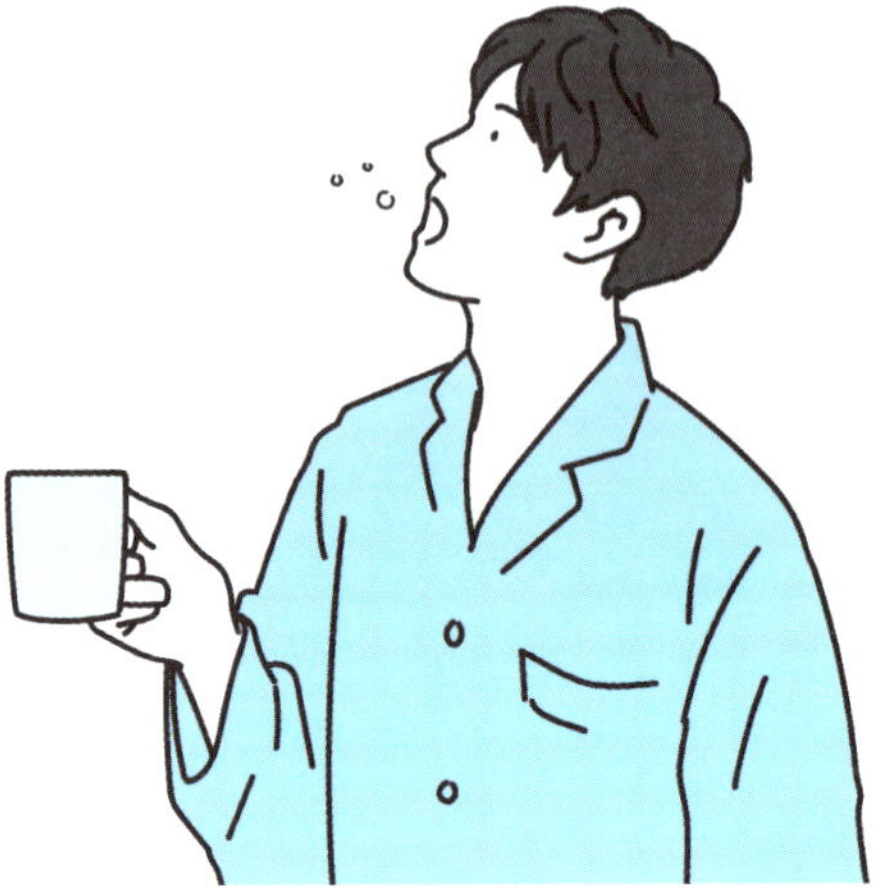

1
コップに入れた水を半分くらい口に含み、数回「ブクブク」しっかりうがいをして水を吐き出す。

2
残りの1/3量ほどを口に含み、上を向き「ガラガラ」うがいをする。1回15秒ほど、2、3回繰り返す。

次に実践してほしいのは、「起き抜けにコップ1杯の水を飲む」ことです。私たちの体の60%を占める水は、自律神経にも深く関係しています。**最も避けたいのが、水分が不足して血液がドロドロになり、血流が悪化すること。自律神経に多大な悪影響を及ぼします。**睡眠中は水分摂取ができないため、朝起きたときは誰もが軽い脱水状態です。速やかに水分をとることで、朝から血液の流れがスムーズになります。

さらによいことに、水を飲むことで腸が刺激され、副交感神経が高まります。朝は副交感神経が急降下。代わって交感神経が

1杯の水で胃腸のスイッチをオン

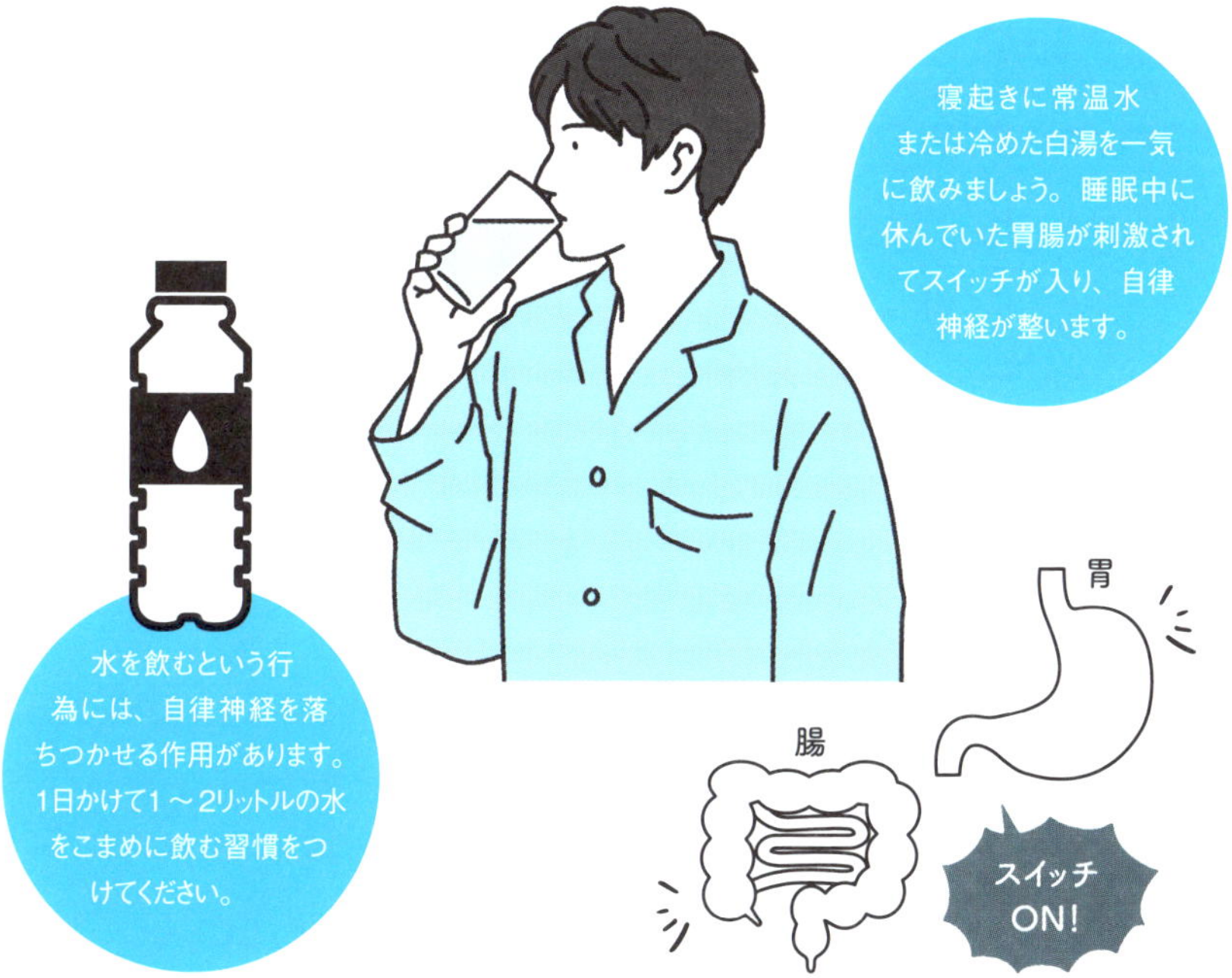
寝起きに常温水または冷めた白湯を一気に飲みましょう。睡眠中に休んでいた胃腸が刺激されてスイッチが入り、自律神経が整います。
胃
腸
スイッチON！
水を飲むという行為には、自律神経を落ちつかせる作用があります。1日かけて1～2リットルの水をこまめに飲む習慣をつけてください。

過剰に高まり自律神経を乱すことも。そういった急激な変動を抑え、自律神経を整えるのに効果的なのです。

水は常温がおすすめ。冷たいと胃腸が冷えて内臓の血流が悪くなります。また、朝一の1杯は**ちびちび飲まないで一気に飲むこともポイント。そうすると胃腸が適度に刺激され、腸のぜん動運動が活発になって便秘の改善にも繋がります。**

もう一つ気をつけたいのは、水を飲む前にうがいをすることです。**口の中は寝ている間に無数の雑菌が繁殖しています。そのまま水を飲むと雑菌まで飲み込んでしまうので要注意。**必ずうがいをして雑菌を洗い流すようにしてください。その意味では、歯磨きも大切。朝食後に磨く人もいますが、朝は食べる前にしっかり歯を磨き、雑菌が体内へ侵入するのを防ぎましょう。

朝の優雅な時間とストレッチで自然と自律神経が整う

多くの人にとって1日の中で最も慌ただしいのが出かける前の朝の時間ではないでしょうか。起きるなり身支度をして、朝食もそこそこに家を出るということもあるはず。そんなときの私たちの呼吸は非常に浅くなっています。寝坊して焦っているときなどは、おそらくほとんど無呼吸に近い状態です。**呼吸は自律神経に大きな影響を与えます。呼吸が深く、ゆっくりだと自律神経は安定し、逆に浅くて速かったり、呼吸を止めたりすると自律神経は乱れます。**自律神経は一度乱れると、少なくとも3時間は元に戻りません。つまり、朝をバタバタと慌ただしく過ごしてしまうと、その日1日を台無しにしてしまう恐れがあるのです。

朝は自律神経を整えるとともに「腸活」するのにもってこいのタイミングです。1時間早く起き、日の光をたっぷり浴びながら**簡単なストレッチをして、外側から腸に働きかけます。**私も毎朝欠かさず行う2つのストレッチ（P.116、118）は、どちらも30秒程度で行えます。そのあと、**うがいをしてコップ1杯の水を一気に飲みます。これは内側から腸の動きを活性化させるため。**同様に栄養バランスがとれた朝食をしっかり食べることも大切です。

これらのことを慌てずゆったりと楽しみながら行い、**朝の時間をできるだけ優雅な気分で過ごしましょう。そうすると腸がスムーズに動き出し、交感神経と副交感神経がバランスよく働き始めます。**

朝が慌ただしいと自律神経は乱れっぱなし

優雅な朝を過ごすと…

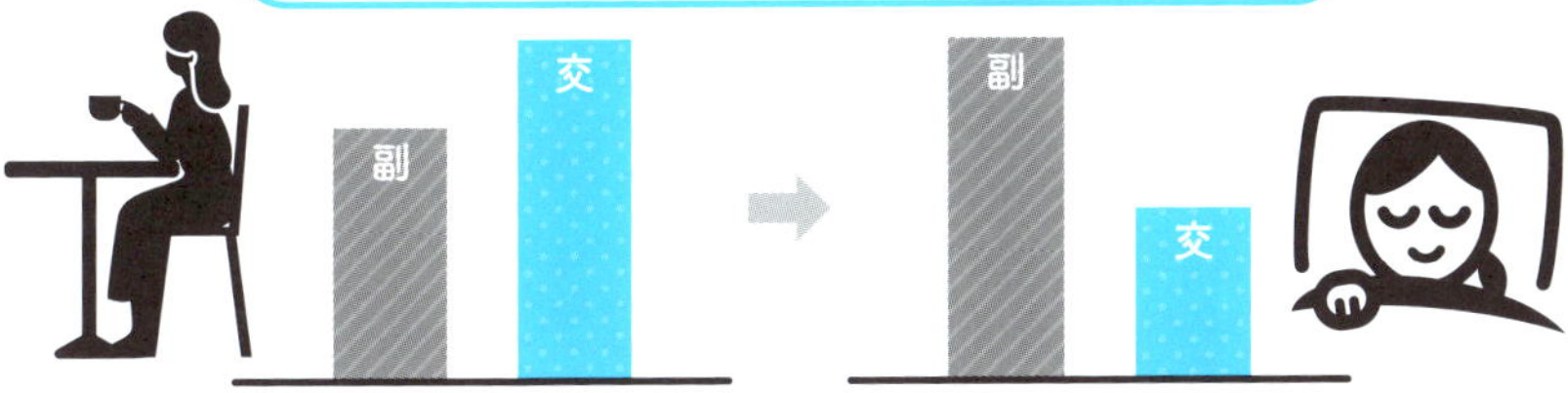
副
交
副
交

余裕のある優雅な朝を過ごせると、昼に向かって交感神経がしっかり働き、夜になるに従いゆっくり副交感神経に切り替わるので気持ちも安定。快眠できるように。

慌ただしい朝を過ごすと…

副
交
副
交

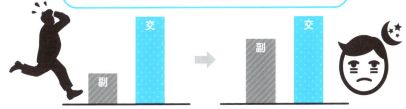

バタバタ焦った朝を過ごすと、交感神経がフル稼働の状態のまま、夜になってもうまく副交感神経が働きません。気持ちが落ちつかず、不眠の原因にも。

自律神経も腸も整う2つのストレッチ

朝に絶対に行ってほしいのが「全身伸ばし」と「腸もみお腹しぼり」。ストレッチなんて面倒と思う人も多いと思いますが、それぞれ30秒ほどでOK。筋肉がほぐれて胃腸が活性し、自律神経の切り替えもスムーズに。日光を浴びながら行うのもおすすめです。

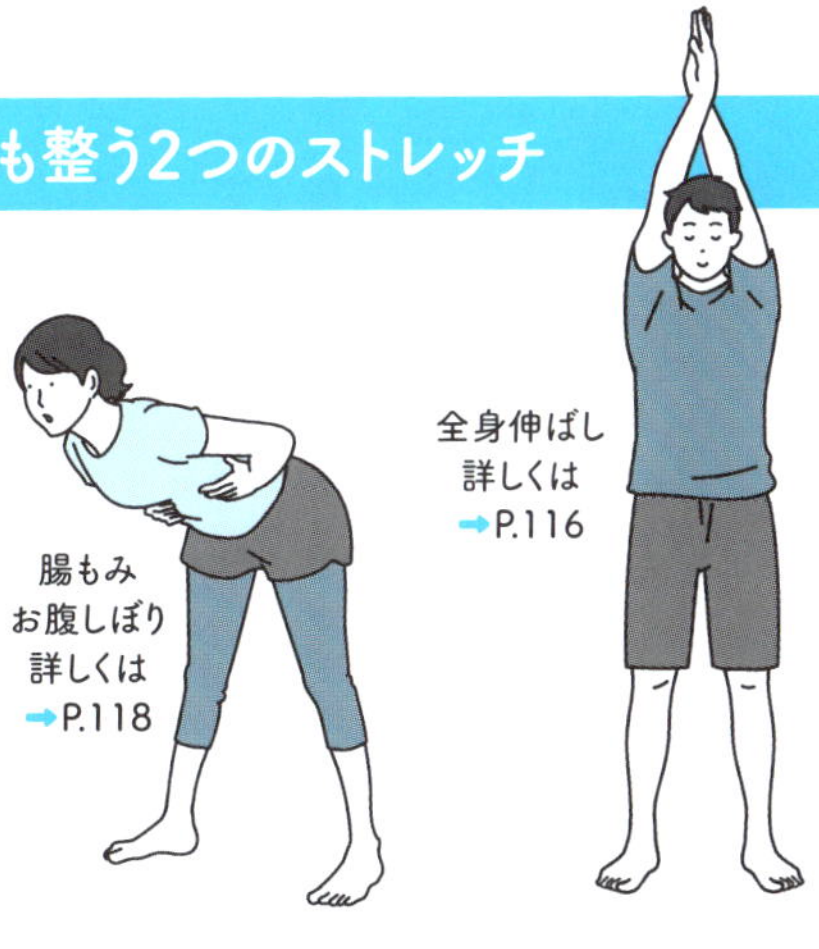
腸もみ
お腹しぼり
詳しくは
→P.118
全身伸ばし
詳しくは
→P.116

知っているようで知らない最強の休み方

仕事でも勉強でも、休まずにやり続けることは効率的ではありません。なぜなら人間の集中力には限界があるからです。

人が集中して作業できる時間は、最長で90分間といわれています。しかし、30歳を過ぎると集中力はガクンと低下。その後も年々衰えます。ですから、**「45分間集中して、15分間休む」という方法を私はおすすめしています。最も効率的で、自律神経のバランスを保つ意味でも理にかなっている方法です。**

せっかく集中しているのにわざわざ休みたくないと思う人もいるでしょう。しかし、これには2つの理由があります。1つは、座り続けていると血流が悪くなること。血流が滞ると自律神経に悪影響を及ぼします。**休憩時間は立ってお茶をいれたり、ストレッチをしたり、体を動かすようにしてください。可能ならば外に出て散歩をするのもいいでしょう。**

2つめは、集中しているとどうしても呼吸が浅くなることです。すると副交感神経が働かず、やはり自律神経が乱れてきます。**対処法は休憩中に深呼吸をすること。休憩のときは心身をリラックスさせ、集中する時間とのメリハリをつけることも大切です。**

また、集中するための環境を整えるのも重要です。スマートフォンは気が散る最大の要因なので、電源をオフにしておくように。見るのは休憩時間だけにしましょう。好きな音楽をかけ、気持ちを高揚させて集中力を高めるといった工夫も効果的です。

45分集中、15分休憩が自律神経にもベスト

人間の集中力は30歳から低下

人間の集中力は最長90分で、30歳を過ぎると大幅に低下し、50歳を過ぎると半減するといわれています。理想は45分集中、15分休憩。メリハリをつけてリフレッシュすることで、自律神経も安定し、結果効率的に作業もこなせます。

45分集中するために

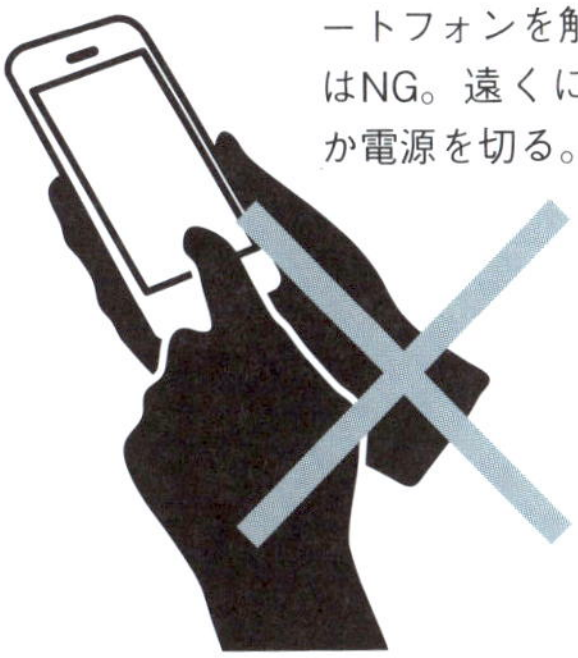

集中する時間はスマートフォンを触るのはNG。遠くに置くか電源を切る。

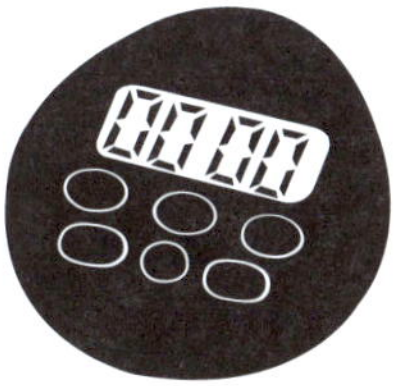

45分のタイマーをセット。休憩に入るときも15分のタイマーをセットする。

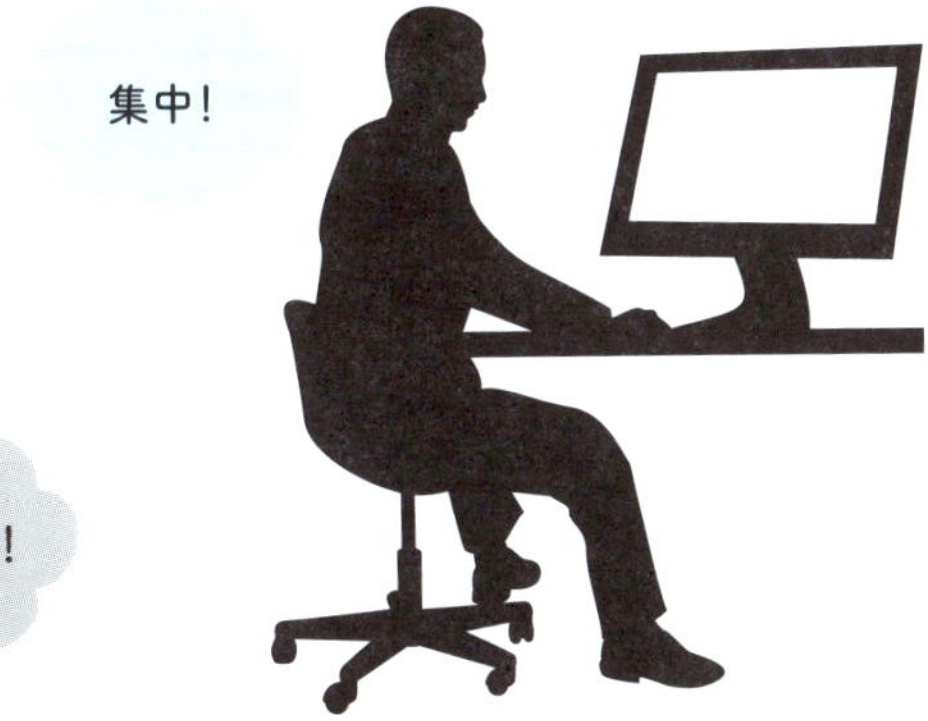

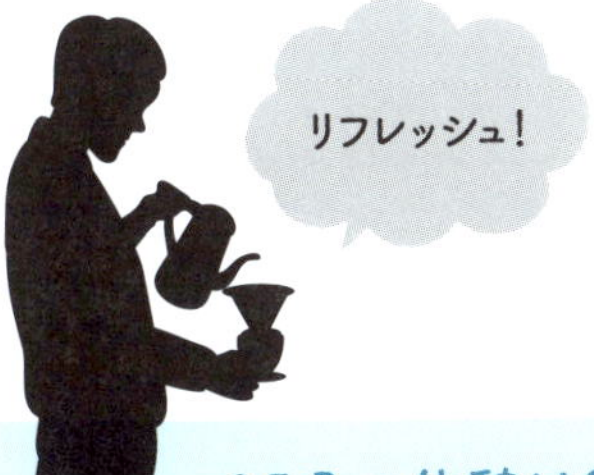

15分の休憩は?

座りっぱなしは血流も悪くなるので、デスクワークの場合は、お茶を入れに行く、窓の外を眺めるなど立って動くようにしてみてください。近所のコンビニに行くなど、少し歩くのもおすすめです。

第2章

自律神経が整うと見た目も若返り、免疫力も上がる

血流改善でハリツヤのある肌と髪に

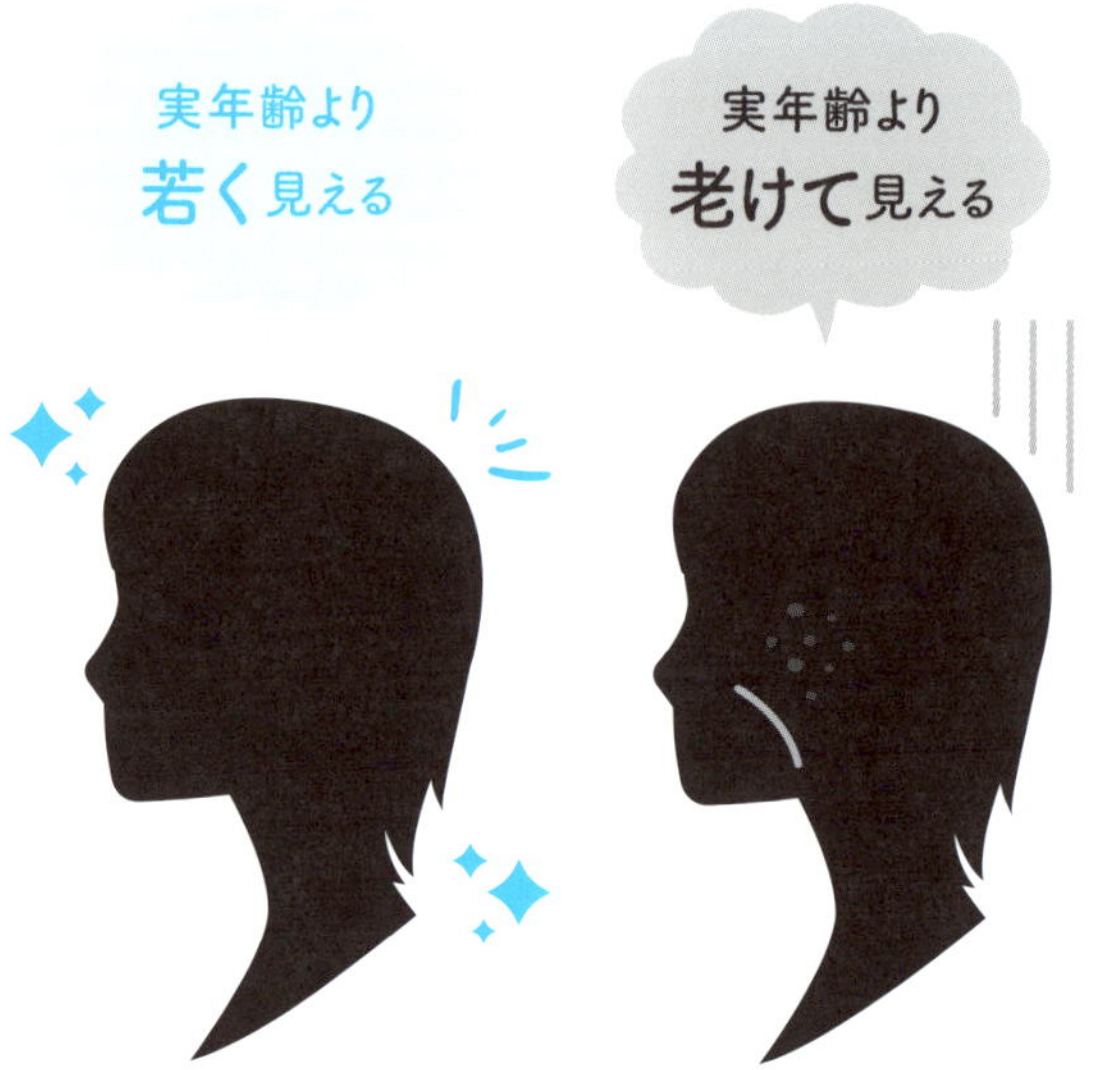
実年齢より
若く見える
実年齢より
老けて見える

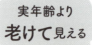

自律神経が整うと血流がスムーズで体全体に栄養が行き渡る。

自律神経が乱れると血流が悪化し、老廃物が体に蓄積される。

男性は30代、女性は40代を境に自律神経、とりわけ副交感神経の機能がどんどん低下していきます。若いときは、無理がたたって自律神経が乱れたとしても、副交感神経がしっかりリカバーしてバランスを整えてくれました。ところが、年齢を重ねると副交感神経の働きが低下して、いったん自律神経が乱れるとなかなか正常には戻らなくなってしまいます。

とはいえ、諦めることはありません。日頃から副交感神経を高めることを心がければ、年齢に関係なく自律神経は整えられます。そして、それが若さに繋がるのです。

自律神経が整うと血流がスムーズに

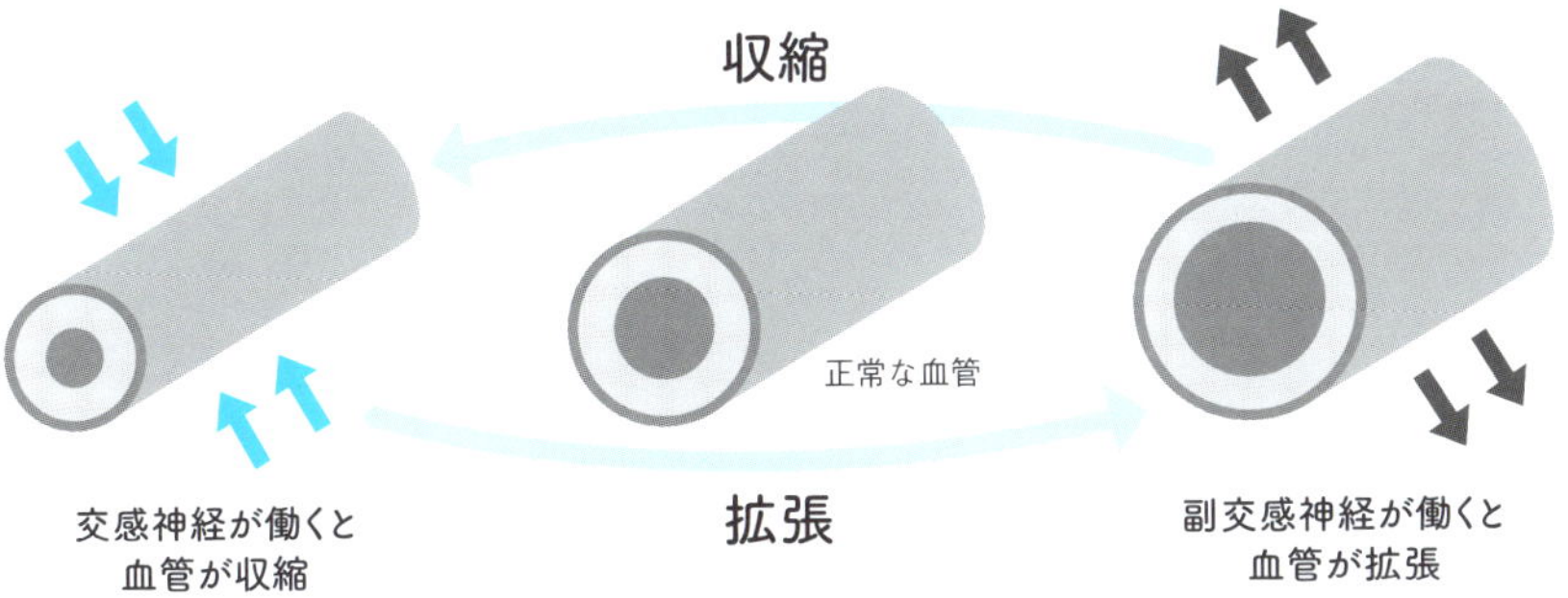

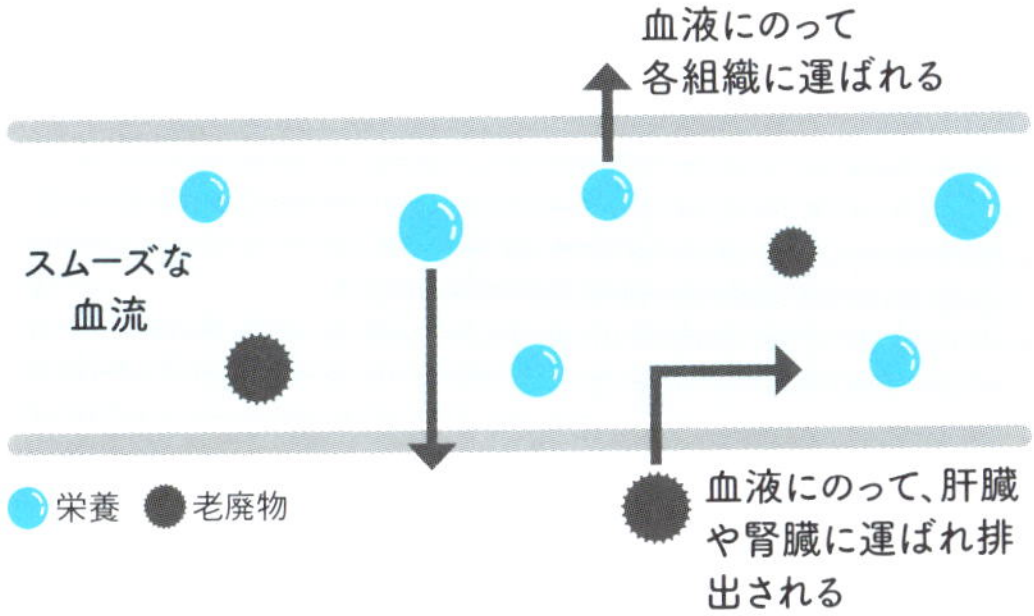

交感神経と副交感神経が交互にバランスよく働くことで血管は収縮と拡張を繰り返し、血流がスムーズに。体中に栄養が行き届き、老廃物は排出されるため、心身ともに若々しくいられるのです。

自律神経が整えば胃腸の調子や腸内環境も整います。すると腸が栄養分をしっかり吸収し、血液の質が上がります。さらに副交感神経が高ければ、血管が拡張して血流がよくなります。その結果、質のよい血液が全身に隈なく届き、肌や髪のツヤが増し、免疫力までアップするのです。つまり、自律神経を整える努力をすれば、見た目も体の内側も今よりも若くいられるというわけです。

　年を重ねても見た目が若々しく元気な人がいますが、それは自律神経が整っている証拠。そういう人は考え方も前向きです。**実は、自律神経は心の持ちようも大事。例えば「もう若くない」と落ち込んでいると自律神経も下降気味に。それよりも、「今の自分は十分若い」と考えたほうが心も明るくなり自律神経も整うものなのです。**

column

自律神経を整えておけば更年期も怖くない

年齢とともに自律神経の機能は低下します。男性は40代、女性は40代後半あたりから副交感神経が低下し始め、反対に交感神経が優位な状態に。その原因はホルモンバランスにあります。

女性は40代後半から女性ホルモンの「エストロゲン」が減少し始め、あらゆる不調に見舞われます。顔や体が急にほてる「ホットフラッシュ」をはじめ、めまい、動悸、イライラや不安感などのメンタルの不調まで様々。これがいわゆる、女性の「更年期障害」です。

更年期障害は女性特有のものではなく、男性にもあります。20代をピークに男性ホルモンの「テストステロン」が徐々に減少。40代頃からだるさや、不眠、意欲や精力の低下などの症状が現れます。

しかし、**女性も男性も全ての人がこれらの症状を訴えるわけではありません。不調をほとんど感じることなく、更年期を過ごす人もいます。その違いを決めるのが、自律神経の良し悪しです。**実際、更年期障害が深刻な人の自律神経は、副交感神経の働きが弱く、自律神経失調症のような状態。加齢による自律神経の機能低下を見過ごすと、更年期がつらくなり、自律神経はますます乱れてしまうのです。

一方、**普段から意識的に自律神経を整えるようにしていれば、更年期は恐れるに足りません。たとえホルモンバランスが崩れても症状が軽く、更年期を快適に送ることができます。**

女性と男性の更年期障害の違い

個人差はありますが、自律神経の機能（主に副交感神経の機能）が急激に低下し始める頃、ホルモンも低下し始めます。血流が悪くなり、筋肉や脳の働きも鈍るため、体に様々な不調が現れ、疲れやすくなるのです。

女性

原因	閉経前後の急激な女性ホルモン（エストロゲン）の低下
時期と期間	40代後半 閉経前後の約10年間 （閉経後、約5年で落ちつく）
多い症状	ホットフラッシュ（のぼせ、ほてり、発汗）、冷え、イライラ、めまい、不眠、不安感、関節痛、尿漏れ　など

男性

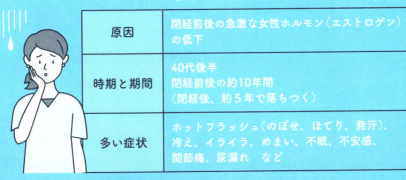

原因	20代をピークに徐々に減少する男性ホルモン（テストステロン）の低下
時期と期間	40代以降が多い 個人差が大きく終わりがない人もいる
多い症状	発汗（寝汗）、イライラ、うつ状態、精力低下、関節痛、頻尿　など

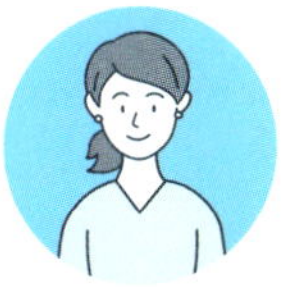

更年期障害は誰にでも起こりうることですが、自律神経を整えるのと同様に、ストレス解消、軽い運動、食生活の見直しなど生活習慣で軽減することが可能です。

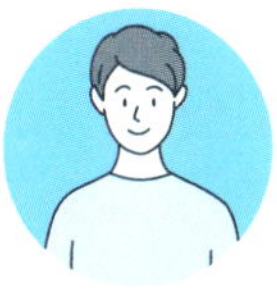

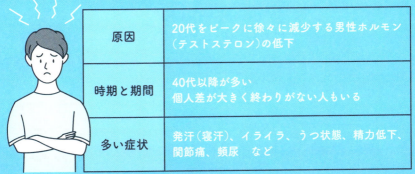

第3章

『自律神経』と『腸』に効く最強の食事術

不調の改善に食事は欠かせません。
「自律神経」と「腸」は
切っても切り離せない密接な関係。
自律神経も腸内環境も整う
簡単なのに最強の食事術を紹介します。

CONTENTS

column

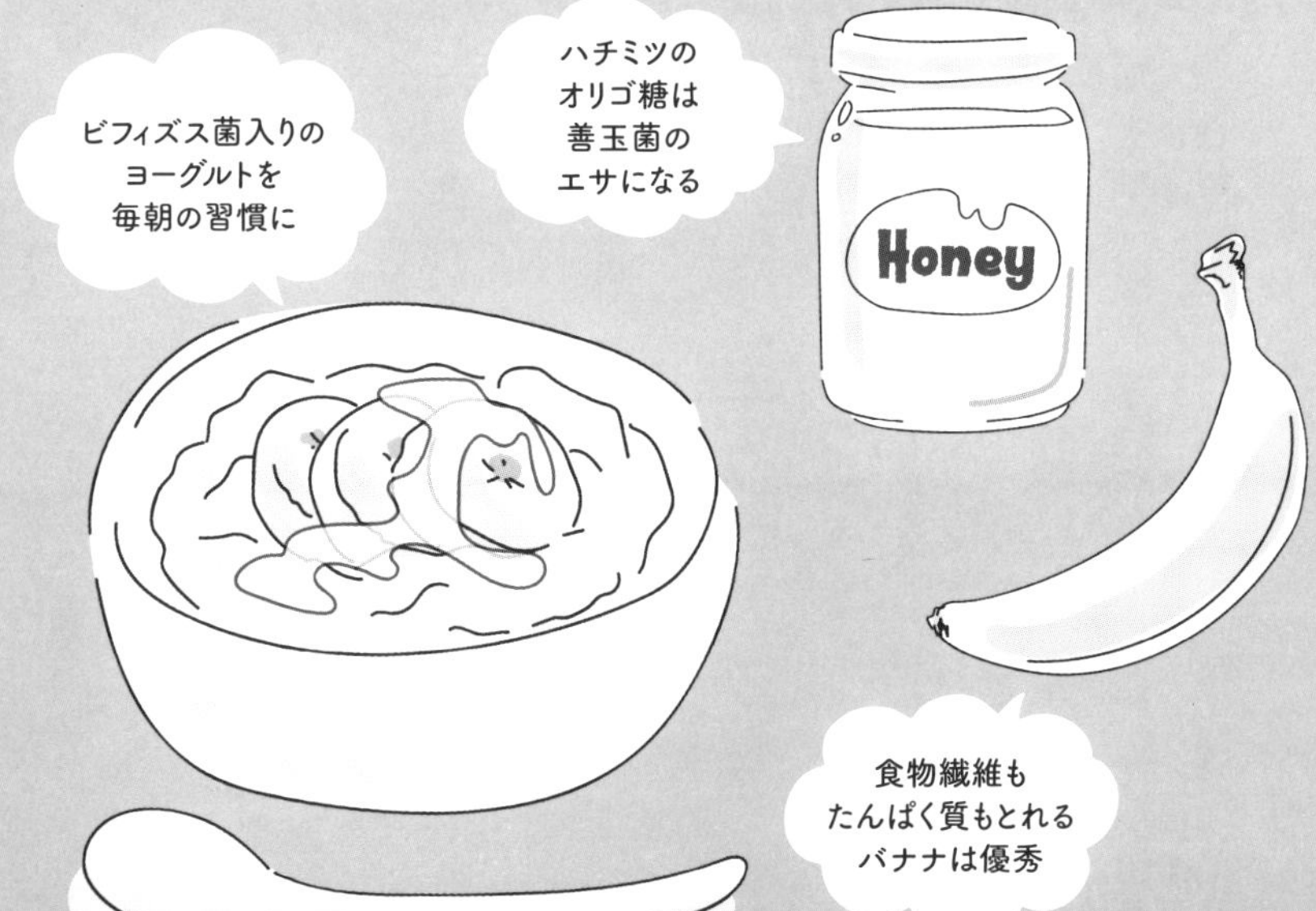

第3章

心と腸は一心同体

自律神経の安定には腸の安定が不可欠

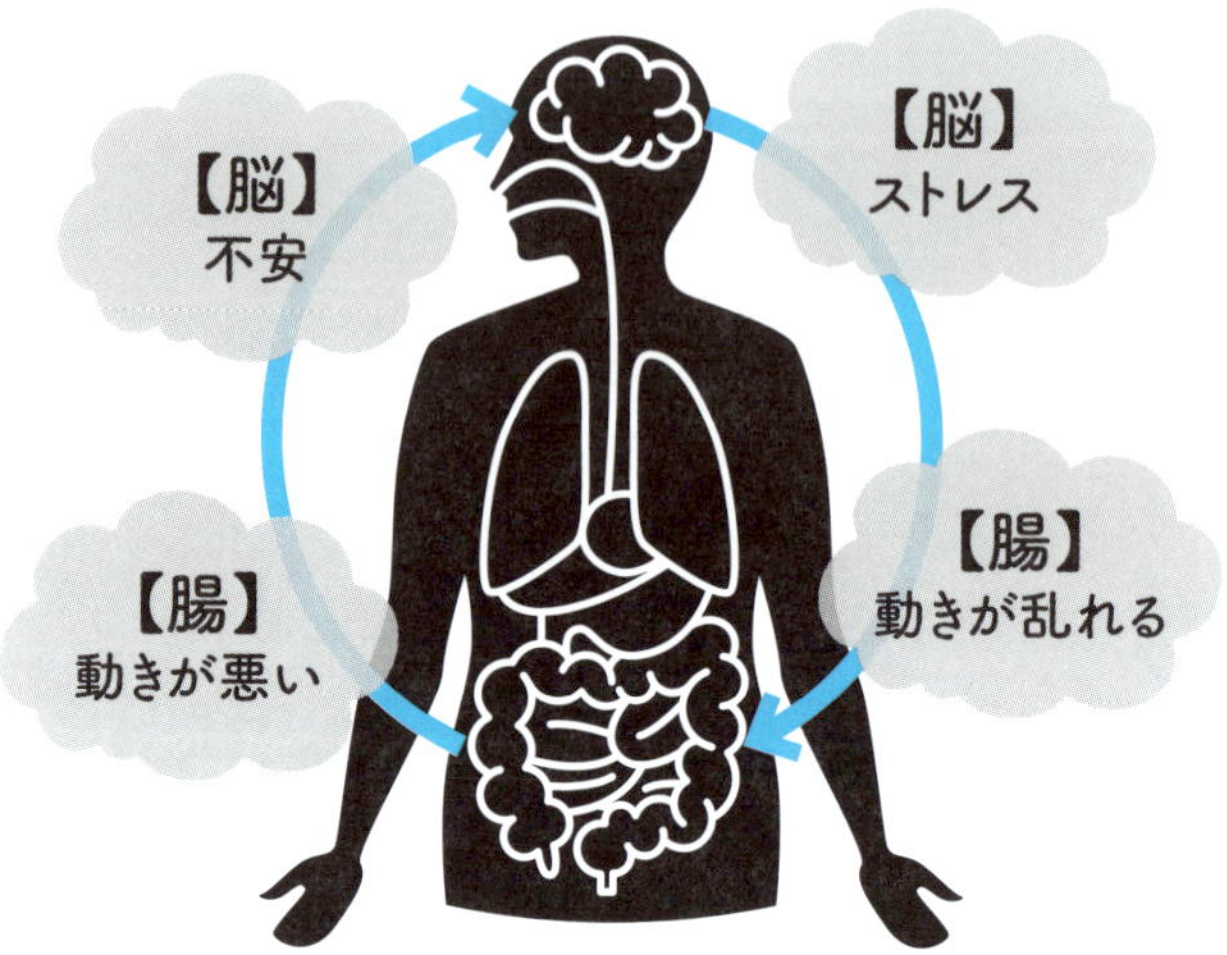

腸の調子がいいと自律神経も安定。逆に腸の調子が悪いと血流が悪くなり自律神経が乱れます。自律神経を整えるためには、腸内環境の改善は不可欠なのです。

心と腸、一見全く関係がなさそうに思える両者ですが、実は密接に繋がっています（P.46）。緊張やストレスを感じるとお腹が痛くなったり、便秘や下痢になったりするのは、脳が自律神経を介して腸にストレスを与えているからです。

消化や排せつ以外で、腸の最も大切な役割が血液をつくる源であること。そこで問題となるのが腸内環境です。**腸内環境がよければ、良質な血液がつくられ、血流がよくなります。良質な血液とスムーズな血流は自律神経の安定に不可欠です。**

また、腸内環境が悪いと便秘になります。

幸せのカギを握る腸内細菌のバランス

腸内環境が安定する腸内細菌のベストバランスは 2:1:7

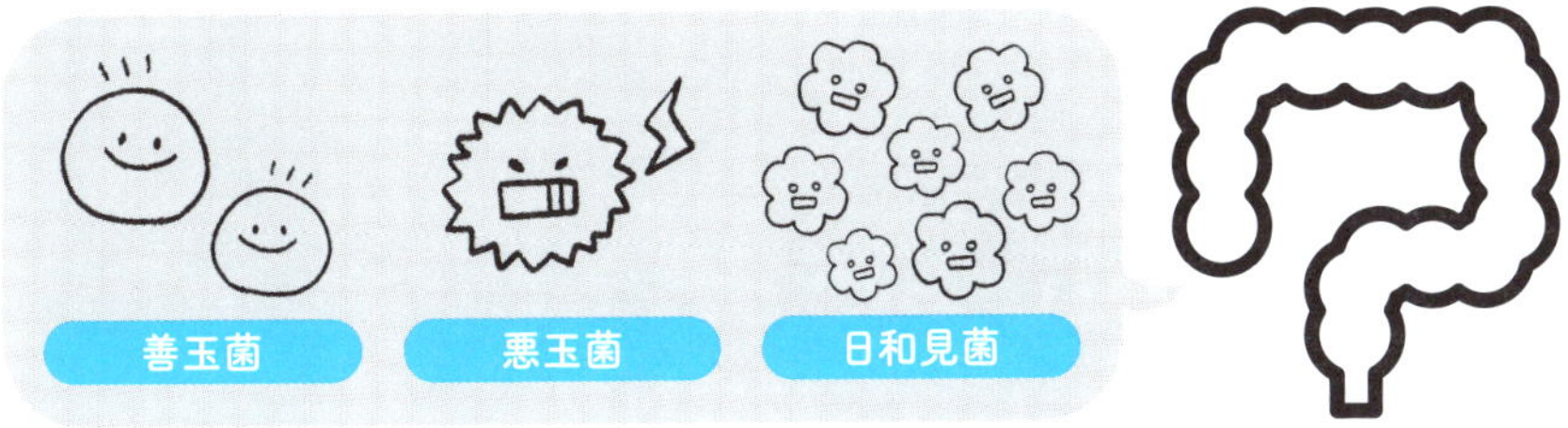

腸内細菌のバランスが悪い ➡ 便秘になり腸壁が炎症 ➡ 腸壁でつくられるセロトニンが生成されない ➡ 気力が低下しうつ状態を引き起こしやすくなる

腸内細菌のバランスを保つためには…

- 1日3食規則正しく食べる
- 善玉菌のエサとなるオリゴ糖や食物繊維を食べる
- 善玉菌を含む乳酸菌や発酵食品をとる

便秘は慢性の腸壁炎症なので、腸壁でつくられるセロトニンの分泌が減少。**幸せホルモンと呼ばれ、心の健康を保つために必要なセロトニンですが、約90%が腸壁でつくられているのです。**結果、うつや気力低下、疲労感といったメンタルの不調を招きます。

では、腸内環境をよくするにはどうすればよいのか。それには、腸内細菌のバランスをよくする必要があります。

腸内には無数の細菌が存在し、善玉菌2割、悪玉菌1割、日和見菌7割で構成されています。**日和見菌は腸内環境の良し悪しで善玉菌にも悪玉菌にもなるのが特徴。食生活が乱れて悪玉菌が増えると日和見菌は悪玉菌に傾き、腸内環境が悪化します。ですから、善玉菌が多い状態がベスト**。ただし、悪玉菌が全くいなくなると善玉菌が働かなくなるため、1割程度は必要です。

1日3食が腸を活性化させる

交感神経がアクセル、副交感神経がブレーキなら、食事はそれを動かす源である〝ガソリン〟です。心＝自律神経と腸は繋がっていますから、食事をとることで腸が動き出し、自律神経も正常に機能するようになるのです。

そこで、大切なのが食事のとり方。朝、昼、夜の1日3回、決まった時間に食べることが最も理想的だといえます。体をあまり動かさない人に3回の食事は多すぎるようにも思えますが、**ポイントは食事量ではなく〝回数〟。食事を栄養補給としてだけでなく、腸への刺激と考えてください。**

腸は食べることで刺激され、動きが活発になり、腸内環境も良好になります。つまり適度な刺激が必要ですが、1回や2回の刺激では腸を活性化するには不十分。かといって1日に何度も食べると腸が疲れてしまいます。**1日3回のペースが腸にとってベスト。ちょうどよい刺激と休息を得られるのです。**ただし、早食いはNG。ゆっくりと噛んで食べることで唾液が分泌され、消化もよくなります。

腸を活性化させ、腸内環境をよくすることは自律神経を整えること以外にも様々なメリットがあります。痩せやすい体になるのもその一つ。腸の動きが悪いと便秘になりがち。血流も滞って代謝が落ち、太りやすくなります。反対に、**腸がよく動けば血流が改善して代謝もアップ。脂肪の燃焼が促進され、食べても太りにくい体質に変化します。**

理想の1日3食のタイミング例

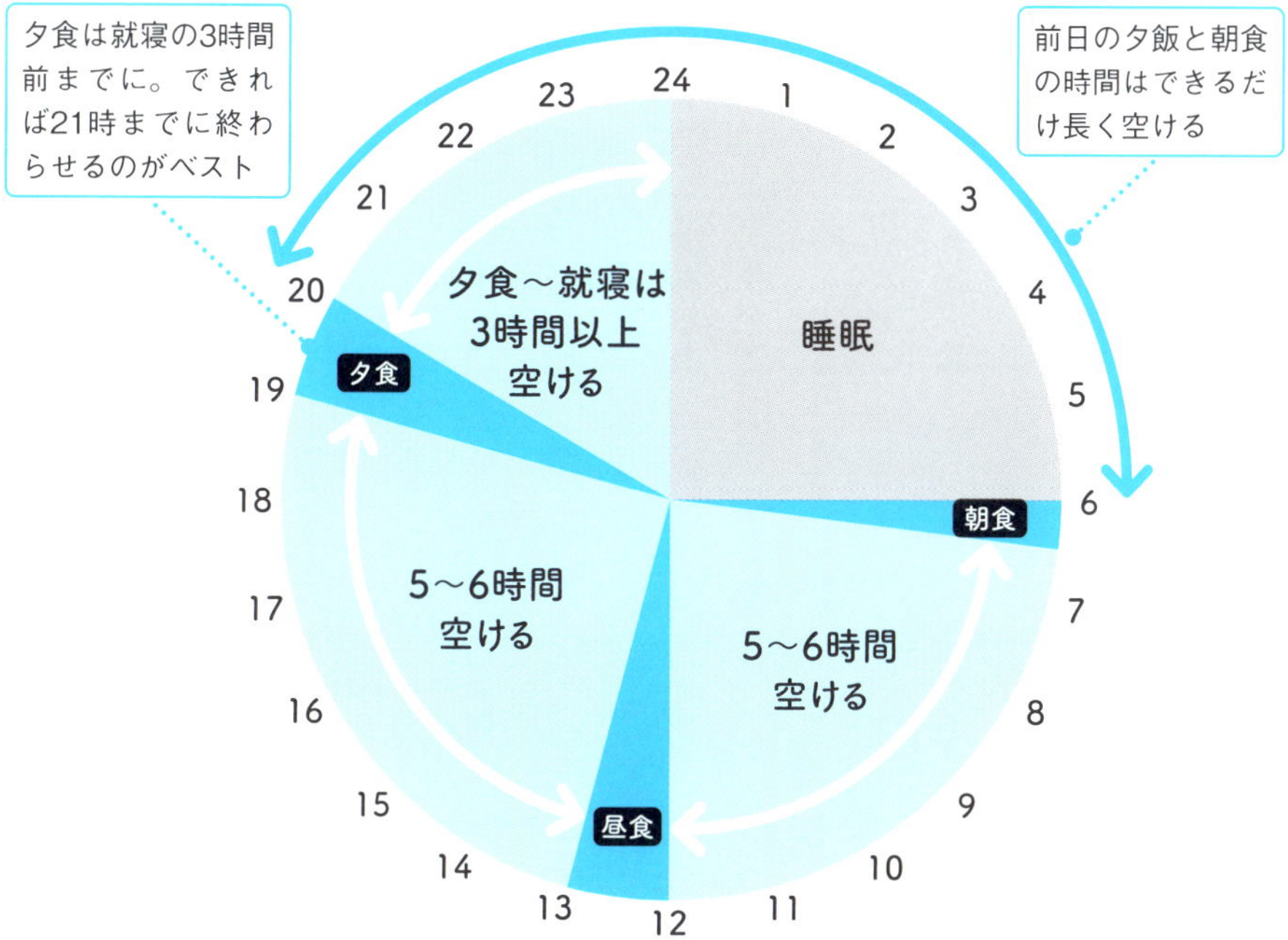
夕食は就寝の3時間前までに。できれば21時までに終わらせるのがベスト
前日の夕飯と朝食の時間はできるだけ長く空ける
24
1
2
3
4
5
6
7
8
9
10
11
12
13
14
15
16
17
18
19
20
21
22
23
睡眠
朝食
昼食
夕食
夕食～就寝は3時間以上空ける
5～6時間空ける
5～6時間空ける

理想の1日3食のタイミング例

食べたものの消化は約6時間かかるので、食事と食事の間は5～6時間空けるのがベスト。夕食は就寝の3時間前までに。難しいときは量を軽くし、消化のいいものを選んで食べましょう。

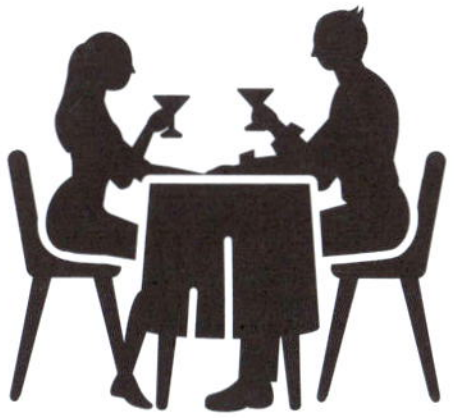

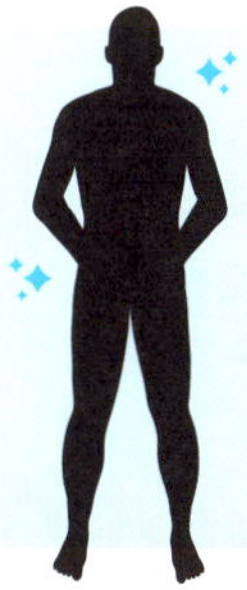

食べなくても痩せないのはなぜ？

ダイエットの中で一番してはいけないのが食事抜き。食べないと腸に刺激がいかないので自律神経が乱れます。たとえ体重が減ってもそれは一時的で、腸内細菌のバランスか崩れて血流も悪くなるので代謝が落ち、食べなくても太る肥満体質になりかねません。

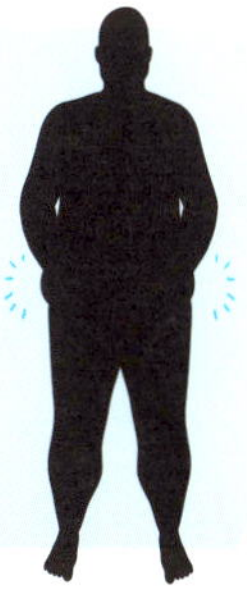

食事配分のベスト比率は朝4・昼2・夜4

1日3回の食事をとる際に、もう一つ気をつけたいのが朝食・昼食・夕食の〝比率〟です。つまり、1日の食事量をどう配分するかということ。

結論からいうと、**朝4：昼2：夜4という比率がベストです。これを意識するようにすれば、より自律神経は安定し、1日を有意義に過ごせます。**

まず、1日の始まりとなる朝食は一番重要。できれば時間に余裕をもって、しっかり食べましょう。胃腸を刺激することで副交感神経の働きが高まります。すると、血流もよくなり自律神経が安定。無理せず自然な流れで活動モードへと切り替わるのです。

また、**朝食べたものは日中に代謝されるため、たくさん食べても心配なし。糖質多めのごはんやパンなどが好きな人は朝に食べておくといいでしょう。**

昼は軽めにすませ、1日の終わりの夕食はゆっくり楽しみながら食べます。おいしいものをリラックスして食べることはストレス解消にも繋がります。

食事間隔も意識しておくように。**朝・昼・夜の食間は、5～6時間程度空けるのが理想的です。なぜなら、おおよそ5～6時間見れば、食べたものがほぼ消化されるから。きちんと消化されてから次の食事をとれば、胃腸に負担がかかりません。**

朝4：昼2：夜4が難しければ、朝4：昼3：夜3や、朝3：昼3：夜4のバランスでもOK。自分の生活にあわせてストレスのない程度から始めることが大切です。

自律神経が整う1日の食事バランス

朝はしっかり

1日の中で最もしっかり食べたいのが朝食。食べることで休んでいた腸が活発に動き出します。糖質が気になる炭水化物も朝なら思い切り食べても代謝できます。

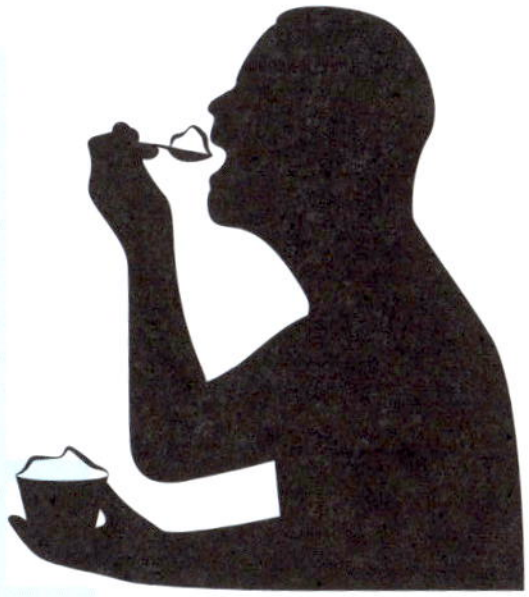

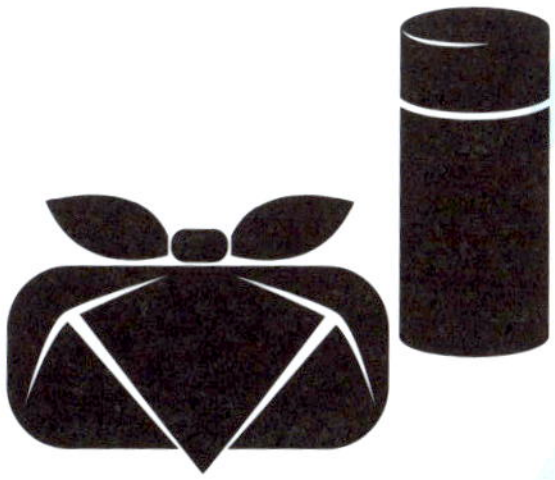

昼はほどほどに

午後のパフォーマンスを下げないために腹6～7分目くらいの量を食べるのがおすすめ。食後にコーヒータイムをゆっくりとると満足感が増します。

夜は就寝3時間前までに

就寝までの間に胃での消化を終えるためにも3時間前、できれば21時までに食べ終えましょう。この時間で、交感神経から副交感神経優位に切り替わります。

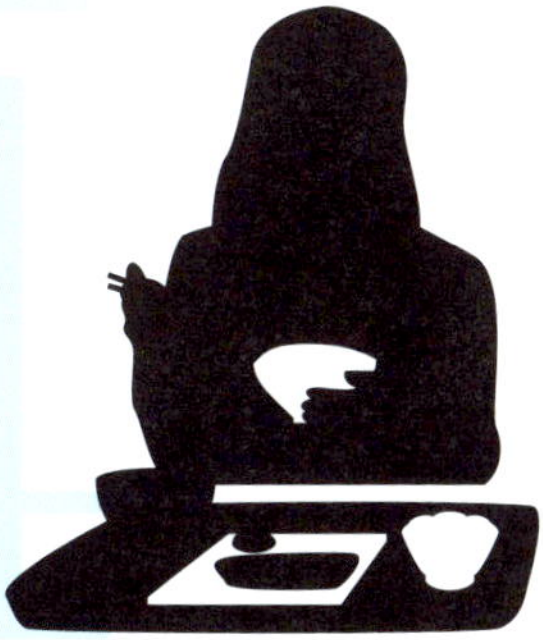

難しい場合は…

朝4・昼3・夜3 または 朝3・昼3・夜4
でもOK。ただし朝食を抜いて昼で補うのはNG。
自律神経の安定のためにも朝食は必ずとりましょう。

朝食には「1時間早起きハチミツヨーグルト」

3

食の中でも最も重要なのが朝食。朝の時間の過ごし方がその日の良し悪しを決めるため、できる限り余裕をもって、ゆったり優雅に朝食をとりましょう。けれども、「しっかり食べなければいけない」と義務的になってしまうとストレスです。

そこで、ぜひおすすめしたいのが、気軽に食べられて、朝の腸活にもなるビフィズス菌入りのヨーグルトです。腸内のビフィズス菌は年齢とともに減っていくので、毎朝食べると効果的。同じビフィズス菌でもメーカーによって種類が違うので、いくつか試して自分に合うヨーグルトを探してください。

また、プレーンヨーグルトに腸内細菌のエサとなるハチミツも加えて食べるといいでしょう。名づけて「1時間早起きハチミツヨーグルト」。自律神経を整えるためには、ゆっくり食べることも重要なので、**朝食をとる習慣がない人は、1時間早起きしてこのヨーグルトを食べることから始めてみてください。**食物繊維を含むバナナも一緒に食べるとよいでしょう。私も毎朝食べていますが、体調が上向き、人から肌ツヤを褒められるほどになりました。

ハチミツヨーグルトにプラスして食べたい、**理想の朝食メニューを挙げるとしたら、たんぱく質と食物繊維をとるためにハムエッグ&サラダ、主食はやはり食物繊維が一緒にとれる麦ごはんか全粒粉パンがおすすめです。**毎朝、ある程度メニューを決めておくと、慌てることなく朝食を楽しめます。

自律神経を整える最強の朝食

まずは
これから
始めよう!

1時間早起き
ハチミツヨーグルト

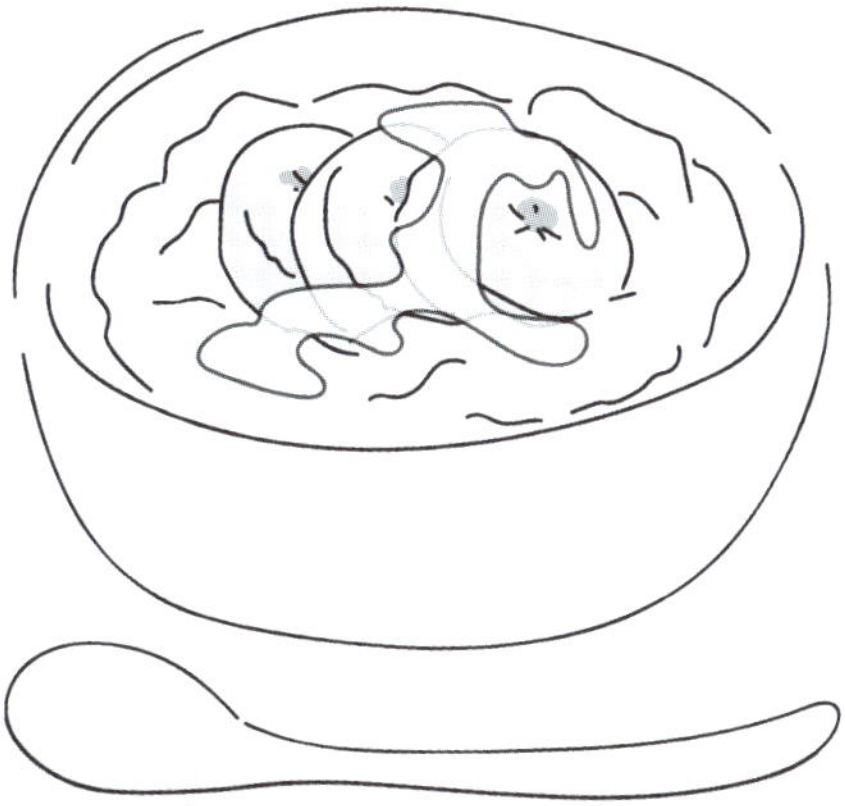

自律神経の安定には朝食は不可欠。ハチミツヨーグルトは手軽で続けやすいのでおすすめです。慌てずゆっくり食べる時間も重要なので、1時間早起きとセットで始めてみてください。

発酵食品

ビフィズス菌入りヨーグルト

腸の中に善玉菌を増やすには、腸内で善玉菌に変わる乳酸菌やビフィズス菌をとるのが最適。ビフィズス菌は年齢とともに減少するため、意識的にとりましょう。

一緒にとると
パワーアップ!

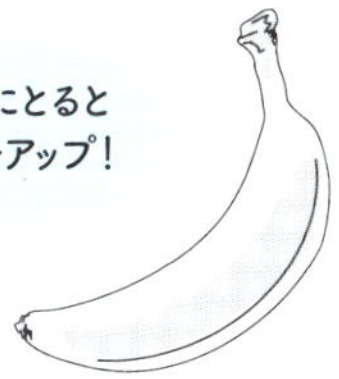

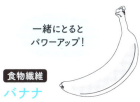

食物繊維

バナナ

ビタミン、ミネラルが豊富でかつたんぱく質もとれるバナナ。腸内環境改善のためには、レジスタントスターチが多く含まれる上下が青く硬いバナナを選ぶのがベスト。

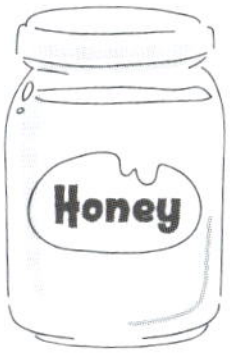

オリゴ糖

ハチミツ

善玉菌のエサとなり、悪玉菌の増殖を抑えてくれるのがハチミツに含まれるオリゴ糖とグルコン酸。腸の動きを活発にしてくれます。

自分と相性のいいヨーグルトを見つける

1日100グラム程度を1～2カ月食べ続けて、便の状態や肌ツヤがよくなるなど体調に改善が見られたら合っている証拠。お腹が張るのは腸内環境が変化しているサイン。3～4日しても治まらない場合は、別のメーカーに変えてみてください。

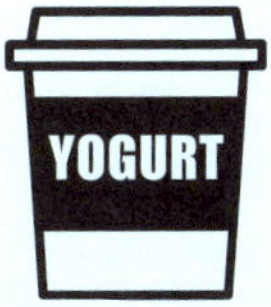

昼食は軽めを心がけ食後に眠くならない対策を

昼食は1日の比率を考えて軽めにすませておきましょう。朝食を抜いて、その代わりに「ランチはがっつり食べる」という人もいますが、それでは自律神経が整いません。**自律神経のためには朝食はとても大切。「朝はしっかり、昼は量を少なめ」を心がけてください。**

昼食を食べる際のポイントは、「楽しくおいしく食べる」ことです。**自分が好きなものをゆっくり楽しみながら食べると、少なめの量でも満足感が得られるし、自律神経の安定にも繋がります。**

また、昼食後は、ふいに襲う眠気に悩まされることもあるでしょう。これは自律神経の急転換からくるもの。食事中は交感神経が一気に優位になるのに対し、食後は胃腸が働くことで、一転して副交感神経が優位になるのが原因です。さらに食後は消化器官に血流が集中し、脳が血流不足で頭がぼーっとします。しかしこれにも対処法が。ポイントは2つです。

1つはランチの前にコップ1～2杯の水を飲むこと。水を飲んであらかじめ腸を動かしておくと食事中も副交感神経を優位に保てるため、急激な転換を防ぐことができます。**もう1つは、よく噛んで食べ、「腹6～8分目」の量にとどめておくこと。**よく噛むことは副交感神経を高め、食べすぎないことは脳への血流不足を防ぎます。

昼食の食べ方ひとつで午後のパフォーマンスが上がるので、これらのことを覚えておくと役立ちます。

昼食後に眠くなるメカニズムと対策

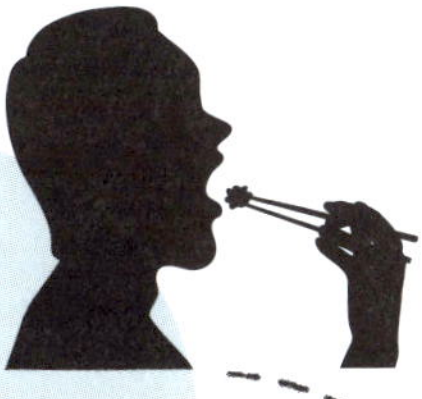

食べると
交感神経が高まる

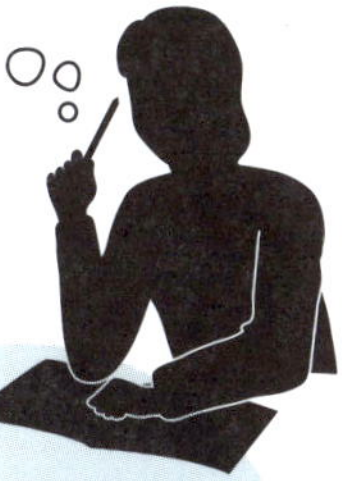

消化活動で血流が
胃腸に集中。
脳への血流が減り
頭がぼんやりする

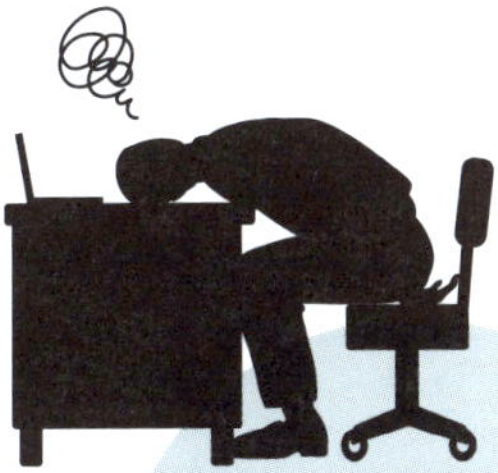

胃腸が急激に動くと
一気に副交感神経が
優位になり眠くなる

対策

**食べる前に
コップ1～2杯の水を飲む**

あらかじめ胃腸の動きを活発にしておくことで交感神経から副交感神経への急転換を予防。

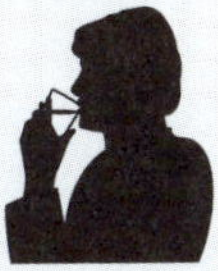

**腹6～8分目の量を
よく噛んで食べる**

ゆっくりよく噛めば、副交感神経への切り替わりがゆるやかに。量を抑えることで脳への血流不足も防止。

炭水化物メインのランチなら

炭水化物は血糖値を急上昇させるため、ランチでは控えめにしたいところ。ですが、カレーライスやうどんが食べたいこともあるでしょう。その場合は食べることは我慢せず、ご飯や麺の量を半量にしてみてください。

夕食は就寝3時間前までに食べ終えるのがベスト

夕食は、なるべく早い時間にとることが最大のポイント。消化に要する時間は3〜5時間程度。朝食が7時なら、昼食は12〜13時、夕食は17〜18時にスタートするのが胃腸にも負担がかからず理想的です。かなり早めのタイミングに感じますが、**夕食は就寝の最低3時間前までには食べ終えておきたいところ。23時に寝るならば、遅くとも20時には食べ終えるようにするのが理想です。**

食後の3時間は消化活動が活発になる時間。この時間をとらずに寝てしまうと、食後の血糖値が下がり切っていないため、脂肪が蓄積されやすくなります。さらに、胃に食べたものが残ったままで寝ることになるので、胃酸が食道を逆流して「逆流性食道炎」になる恐れも。なにより**交感神経が高いままなので、眠りが浅く睡眠の質が下がります。これを続けると不眠や肥満を招くだけでなく、自律神経そのものが乱れることに。**また夜の22〜26時は副交感神経がグンと高まる「腸のゴールデンタイム」。この時間帯に腸が質のよい消化吸収や腸壁の修復を行えれば、自律神経が整いやすくなります。

そのため夕食後の3時間は入浴したりしてゆったり過ごす時間に充てましょう。その間に、徐々に活動モードの交感神経からリラックスモードの副交感神経に切り替わり、3時間後には心身ともに眠りの準備が整います。その状態で就寝すれば、睡眠の質も上がり、翌朝に疲れが残ることもなくなります。

食べてすぐ寝るとあらゆる不調を招く

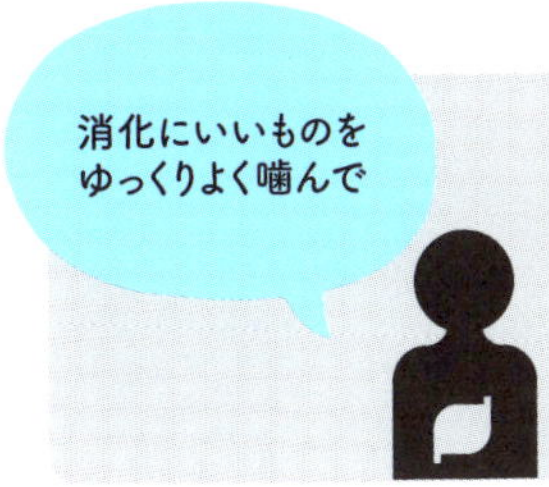
消化にいいものを
ゆっくりよく噛んで

食べたものは、約3時間かけて胃で消化されます。脂肪分が多いと4～5時間かかることもあるため、消化しやすいよう、夜はより一層、ゆっくりよく噛んで食べることを心がけましょう。

↓

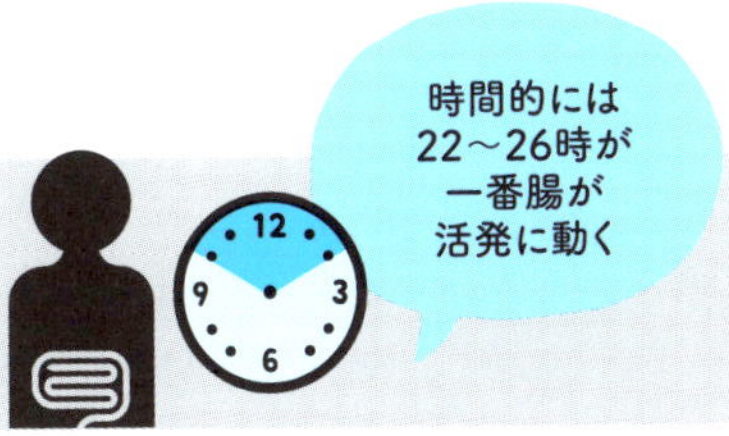
時間的には
22～26時が
一番腸が
活発に動く
12
3
6
9

就寝時間は、腸が活発になる腸のゴールデンタイム。この時間に腸壁の修復もされます。

↓

食事後すぐに寝てしまうと腸壁の修復がうまく行われず、自律神経を乱すだけでなくあらゆる不調の原因に…

- **体力・免疫力の低下**
- **腸内環境の悪化**
- **疲労が蓄積**
- **睡眠の質が下がる**
- **肥満**
- **逆流性食道炎**　　など

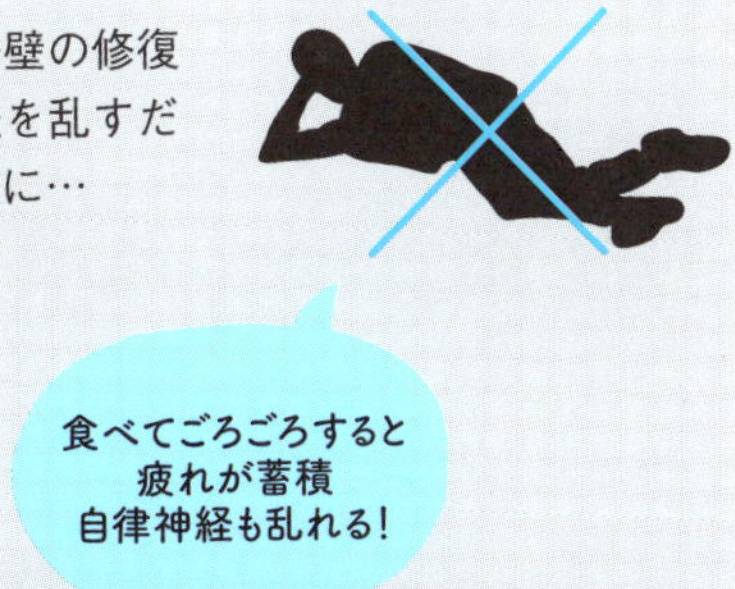
食べてごろごろすると
疲れが蓄積
自律神経も乱れる！

食後から就寝するまでの3時間に寝てしまわないよう、ルーティンを決めておくのがベストです。

第3章

腸活には食物繊維と発酵食品が不可欠

腸の掃除をしてくれる「食物繊維」

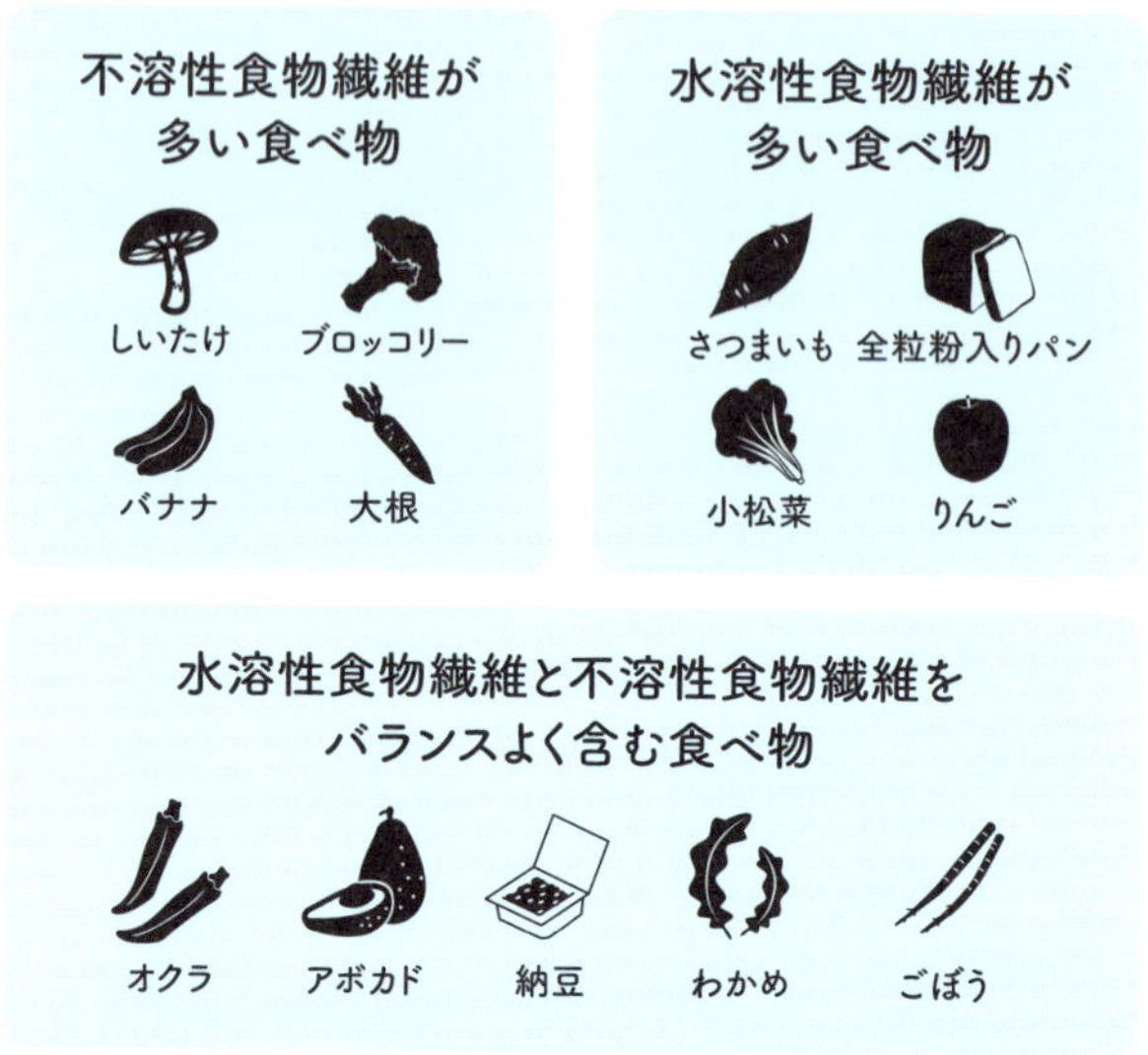

不溶性食物繊維が多い食べ物
しいたけ
ブロッコリー
バナナ
大根
水溶性食物繊維が多い食べ物
さつまいも
全粒粉入りパン
小松菜
りんご
水溶性食物繊維と不溶性食物繊維をバランスよく含む食べ物
オクラ
アボカド
納豆
わかめ
ごぼう

水溶性食物繊維は便をやわらかくし、排便がスムーズに、不溶性食物繊維は水分を含むとふくらみ、腸を刺激して排便を促します。どちらもバランスよく摂取しましょう。

自律神経を整えるためには、腸が健康であることが不可欠。そこで、**注目したいのが腸内環境を改善してくれる2つの食品、「食物繊維」と「発酵食品」です。**

まず、食物繊維は腸内のお掃除役。老廃物や食べかすを回収し、便として排出します。そのため、毎日しっかり食物繊維をとっていれば、便秘になりにくくなります。

食物繊維には、「不溶性食物繊維」と「水溶性食物繊維」の2種類があり、それぞれ性質が異なります。不溶性食物繊維は水分を吸収するとかさが増し、排便を促す効果があります。けれども、とりすぎると便の

腸を元気にしてくれる「発酵食品」

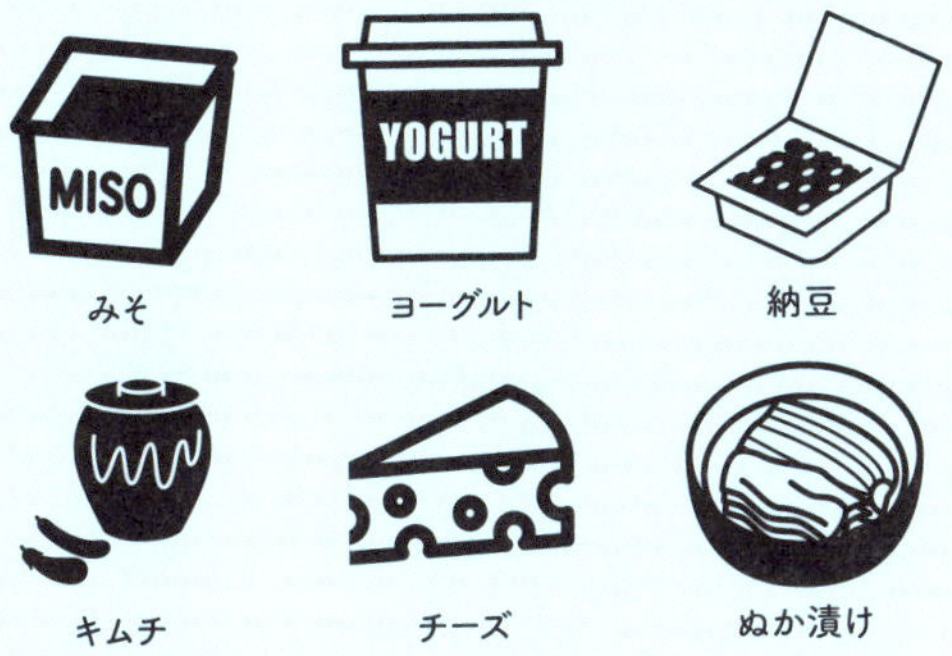
MISO
みそ
YOGURT
ヨーグルト
納豆
キムチ
チーズ
ぬか漬け

積極的にとりたい発酵食品は、善玉菌のエサとなり、腸内環境を改善してくれます。自律神経の安定に一役買ってくれるのはもちろん、免疫力のアップにも繋がります。

オリーブオイルとアマニ油

腸内環境の改善のためにとりたいのがスプーン1杯のオリーブオイルやアマニ油。排せつをスムーズにしてくれ、抗酸化物質が豊富なので、悪玉コレステロールを減らし、細胞が老化するのを防いでくれます。納豆やヨーグルト、みそ汁などに入れるのもおすすめです。

水分まで奪って便秘が悪化することも。対して、水溶性食物繊維は水に溶けてゲル状になり、便を軟らかくすることでストレートに便秘を解消してくれます。

とはいえ、実際はどんな食材にも不溶性と水溶性の両方が含まれます。**神経質に考えず、野菜やきのこ、海藻類をたくさんとるようにすればＯＫです。**

一方、発酵食品は腸内の善玉菌を増やし、腸内環境を改善する効果が期待できます。例えば、ヨーグルトに含まれる乳酸菌やビフィズス菌はエサとなり善玉菌を増やし、悪玉菌の増殖を抑えてくれます。**ヨーグルトのほか、みそや納豆、チーズなど、毎食一つでもメニューに加えるといいでしょう。**

そのほかにも、自律神経の原料となる「たんぱく質」も重要。基本的に、様々な栄養素をバランスよくとることが大切です。

自律神経を整える「長生きみそ汁」

日本人の誰もが日常的に口にする発酵食品といえば、「みそ」。このみそはスーパーフードといわれるほど、体によい栄養素が詰まっています。

まず、原料の大豆はたんぱく質やビタミン、食物繊維が豊富。さらに発酵させてみそにすることでアミノ酸やビタミンB群など数多くの栄養素がつくられます。その過程で乳酸菌も発生するので腸活にも効果的。そのほか、老化を抑制したり、血圧の上昇を防いだり、がんを予防したりといった様々な健康効果をもたらします。

では、どんな食べ方がよいかというと、**一番は「みそ汁」として飲むことです。定番中の定番ですが、これが最も効率的。**いろいろな具材を加えるので1杯でも栄養価は十分。また、「温かい」という点も重要で、胃腸を通り抜ける際に血流を促進し、副交感神経を高めてくれます。

そして、さらにおすすめなのが私が考案した「長生きみそ汁」です。**赤みそと白みそに、血流促進効果のある「玉ねぎ」と腸内環境を整える「りんご酢」を加えた、特製のみそ玉でつくります。**赤みそは抗酸化作用が高く、白みそは乳酸菌が豊富。2種類のみそを混ぜることで、自律神経と腸内環境の両方にその効果を発揮します。

「長生きみそ汁」は、急激に交感神経が高まる朝に飲むのもいいでしょう。温かいみそ汁を飲むと心が落ちつき、朝の時間を有意義に過ごせます。

長生きみそ汁のつくり方

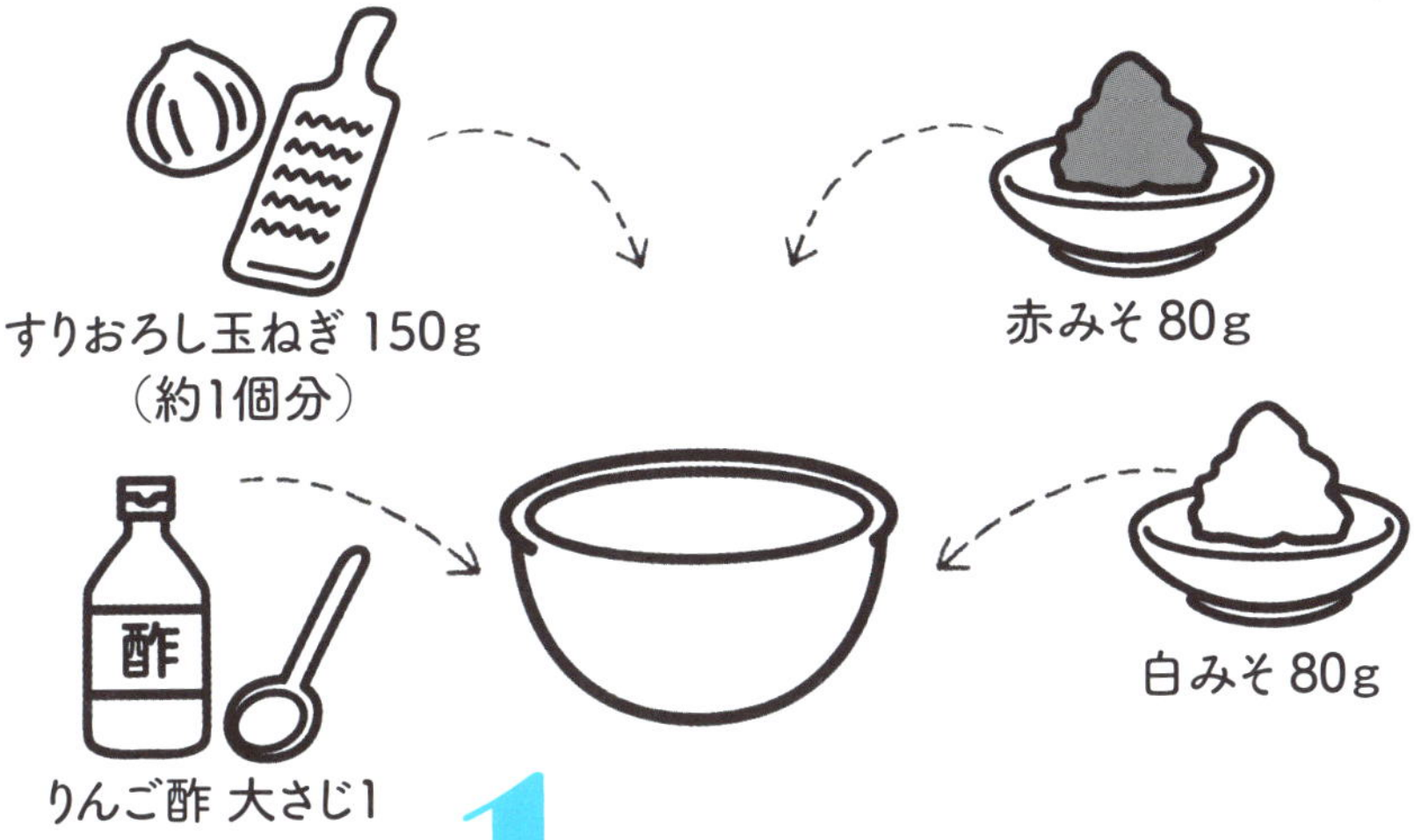
すりおろし玉ねぎ 150g
（約1個分）
赤みそ 80g
酢
りんご酢 大さじ1
白みそ 80g

1 材料を全てボウルに入れ、混ぜ合わせる。

2 10等分にして製氷皿に分け入れ、冷凍庫で凍らせる。

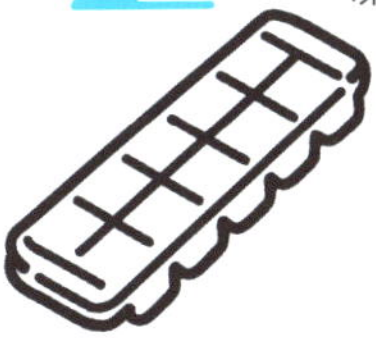

2〜3時間で固まります

3 1つずつ取り出し、器に入れて湯を注ぐ。

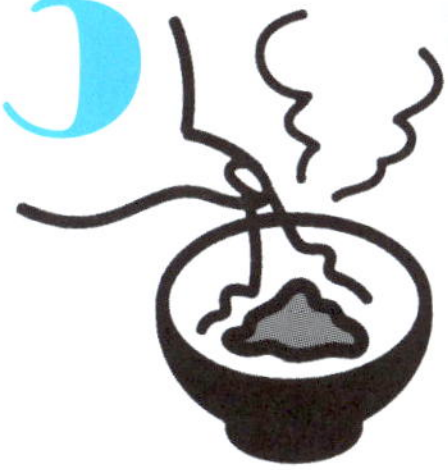

好みで具をプラスしてもOK!

イライラしたら温かい飲み物を

温かい飲み物を飲むとほっとすると思います。それは、胃の血流が促進され、副交感神経を活性化してくれるからです。イライラしているとき、疲れているときなどに手軽にみそ汁を楽しんでみてください。

ストイックになりすぎると逆効果

腸は「第二の脳」といわれるほどメンタルの影響を受けやすい臓器です。腸にいい食べ方や腸活に効く食べ物はいろいろありますが、全てをやろうと思うと逆にストレスになってしまいます。また、健康を考えるあまり、おいしいと感じないものを食べ続けるのは苦痛そのもの。すると、**腸はそのストレスや苦痛に敏感に反応し、腸内環境が悪化。血流も悪くなり、自律神経にも悪影響を及ぼします。**つまり、ストイックになりすぎることは腸にも自律神経にも逆効果なのです。

　もちろん、好きなものを好きなだけ食べることは「暴飲暴食」になりかねません。けれども、暴飲暴食や食べすぎの原因には、そもそもストレスが隠れています。**好きな食べ物を我慢したり、過度な食事制限をしたりすると、その反動で暴飲暴食に走ることも。ストイックになりすぎず、好きなものを楽しみながらゆっくり食べれば、決して食べすぎることはありません。ストレスがなければ、「腹八分目」でも十分に満足できます。**

　ですから、自律神経を整えるためには、「おいしいものを楽しく食べる」ことが大前提。**心から楽しんで食事をすれば、腸の動きが活発になり、自ずと自律神経も安定します。**そんなときは体によい食材を自然と「おいしい」と感じるはずです。無理しすぎず「おいしい」という感覚を優先して、心と体が欲するものを食べることも大切です。

気持ちの変化に腸は敏感

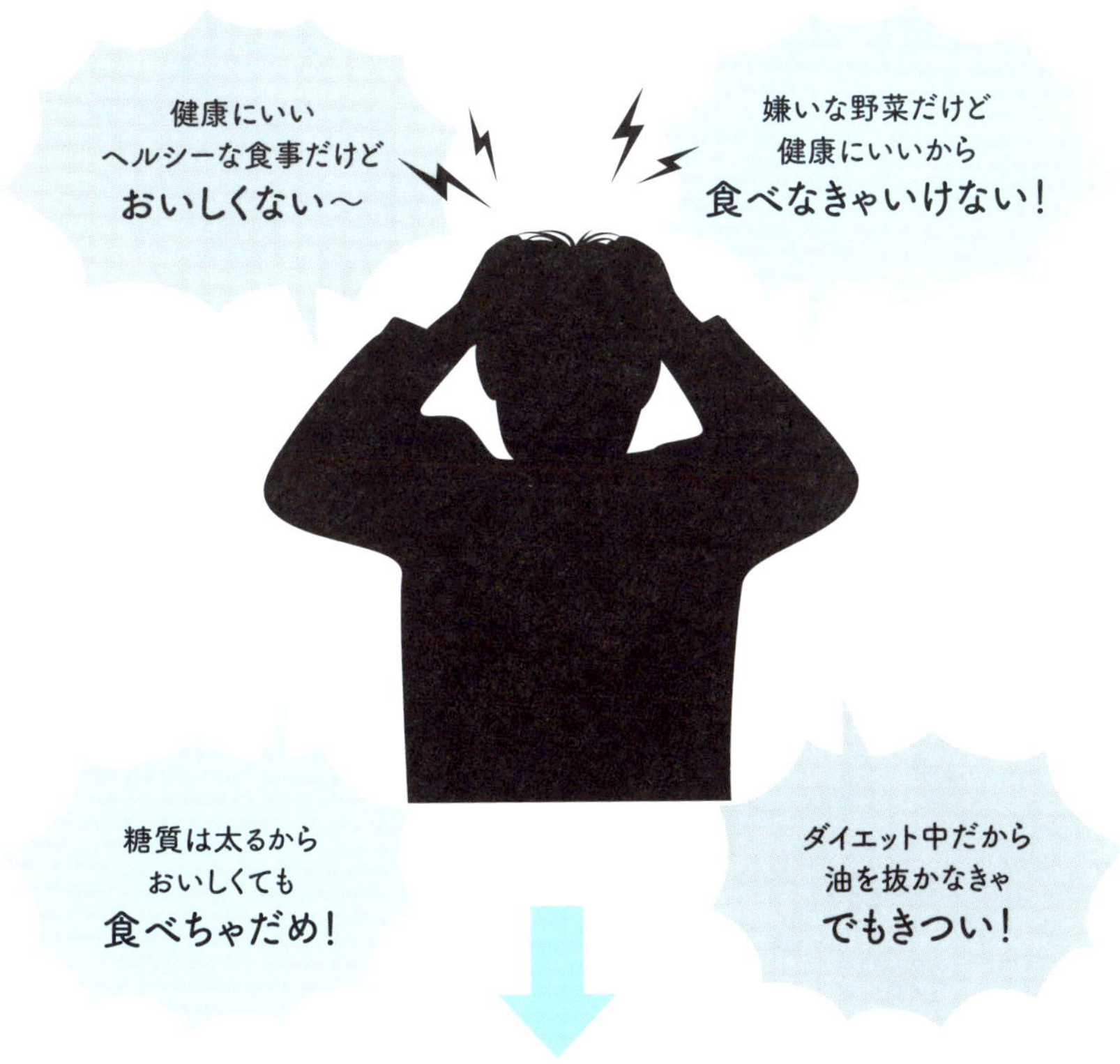
健康にいい
ヘルシーな食事だけど
おいしくない〜
嫌いな野菜だけど
健康にいいから
食べなきゃいけない！
糖質は太るから
おいしくても
食べちゃだめ！
ダイエット中だから
油を抜かなきゃ
でもきつい！

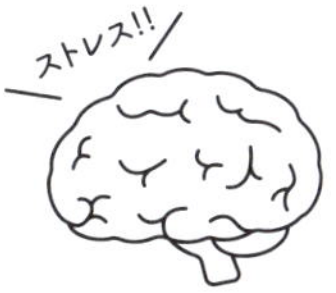
ストレス!!

ストレスを感じると腸にも不調が現れ、自律神経が乱れます。つまりストレスは、心にも体にも悪影響を及ぼすのです。

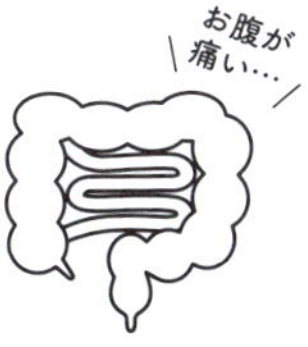
お腹が
痛い…

いくら体によいとされているものでも、「まずい!」「つらい!」と思いながら食べた食事はストレスになるだけ。おいしいものを楽しく食べることが、結果腸の動きを活発にし、自律神経を安定させるのです。

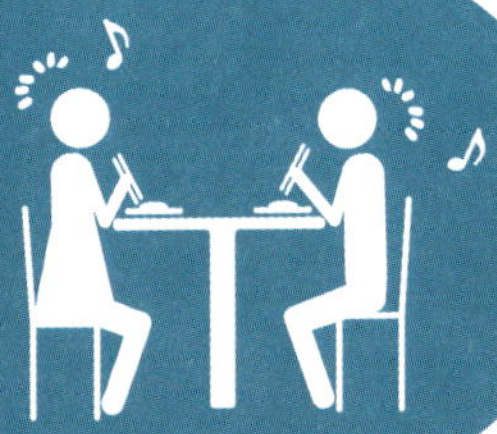

column

自律神経を整えるのに OKな習慣・NGな習慣

Q コーヒーをよく飲むのですが大丈夫でしょうか？

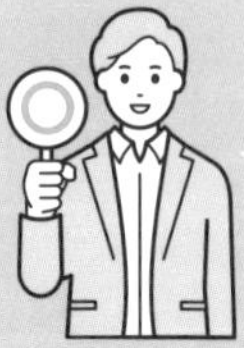

1日2～4杯の
ホットコーヒーは自律神経の
安定に役立ちます。

　コーヒーに含まれるカフェインは交感神経を高め、眠気を覚まして気分をすっきりさせてくれます。ですから、朝に1杯のホットコーヒーを飲むのはとてもいい習慣です。

　効能はほかにもあり、代表的なのがクロロゲン酸というポリフェノール。抗酸化作用や血管拡張作用があり血流を改善します。またカフェインの刺激で腸のぜん動運動が活発になり、便秘解消にも効果的。さらにセロトニンやドーパミンといった幸せホルモンの分泌を促す作用も。1日２～4杯飲む人はうつ病になりにくいという研究データもあります。

　とはいえ、飲みすぎはカフェインが影響して自律神経が乱れます。適量は２～4杯。寝る前の3時間は避け、日中に飲みましょう。アイスは腸を冷やすのでホットがおすすめ。

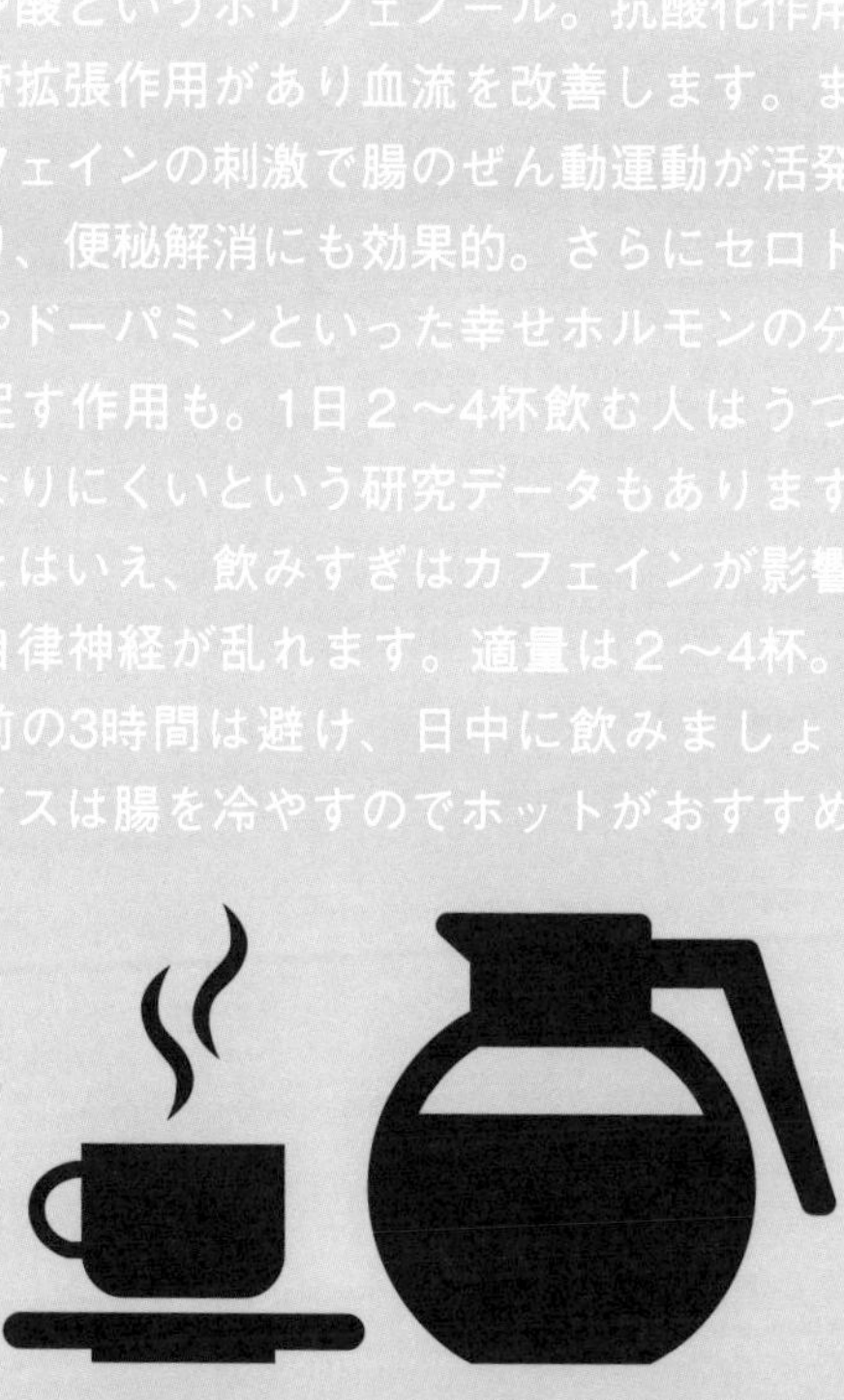

Q お酒は飲んでもいいですか？

**お酒は飲み方次第では
リラックス効果があります。
お酒1杯＋同量の水1杯を習慣にしましょう。**

お酒は適量を守って楽しく飲めば、気分がリラックスしてストレス解消にも繋がります。ただし、飲みすぎると交感神経が過度に高まり、自律神経を乱すので要注意。アルコールの利尿作用で脱水になりやすく、血流も悪くなる傾向が。適量を守りつつ、お酒1杯につき水1杯を飲むようにするといいでしょう。これで脱水を防げます。

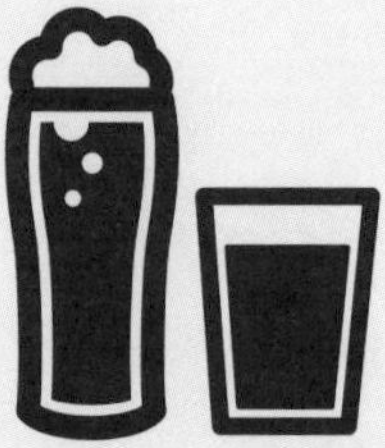

Q 吸わないとイライラしてしまうので、たばこは吸ってもいいですよね？

**百害あって一利なし。
たまの喫煙もNGです。**

たばこでストレスは解消できません。逆に、たばこに含まれるニコチンが交感神経を刺激し、自律神経を乱します。吸うとイライラがなくなるのは、ストレスではなく「ニコチン切れ」が解消されるからです。その場合、すでに脳がニコチン依存になっている可能性が。肺がんに繋がる恐れもあるので、たまの喫煙もNG。禁煙を目指しましょう。

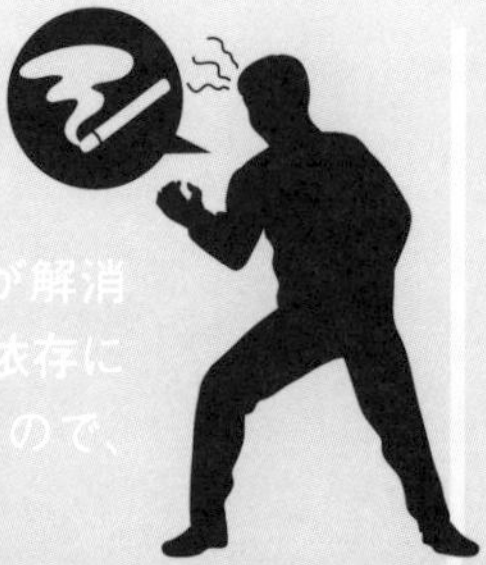

Q 日中お腹がすいてしまいます。おやつは食べてもいいでしょうか？

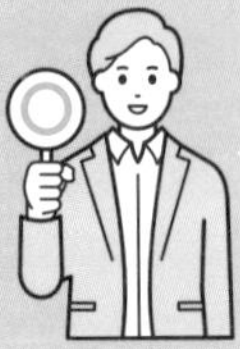

ちょこちょこ食べるのは自律神経の安定にも効果的。チョコレート、ドライフルーツ、ナッツがおすすめです。

間食は自律神経の安定に効果的。こまめに食べれば、その度に副交感神経が高まり腸の動きもよくなります。ポイントは何を食べるかです。

おすすめはチョコレート、ドライフルーツ、ナッツです。チョコレートは血流をよくする働きや抗酸化作用があり、ミネラルも豊富。脳疲労を癒やす「テオブロミン」も含む完全栄養食です。ナッツやドライフルーツもビタミン、ミネラルが豊富で、食物繊維がたっぷり含まれています。

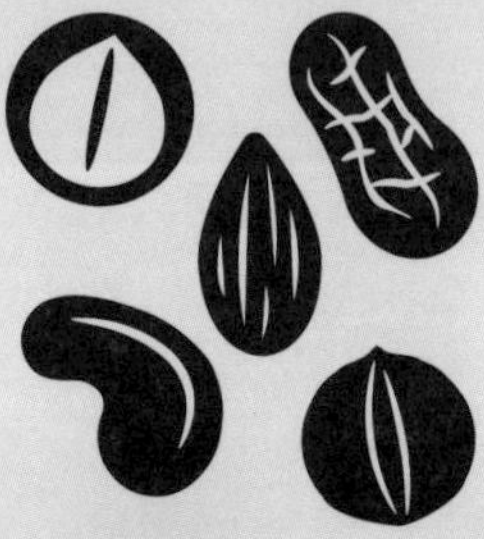

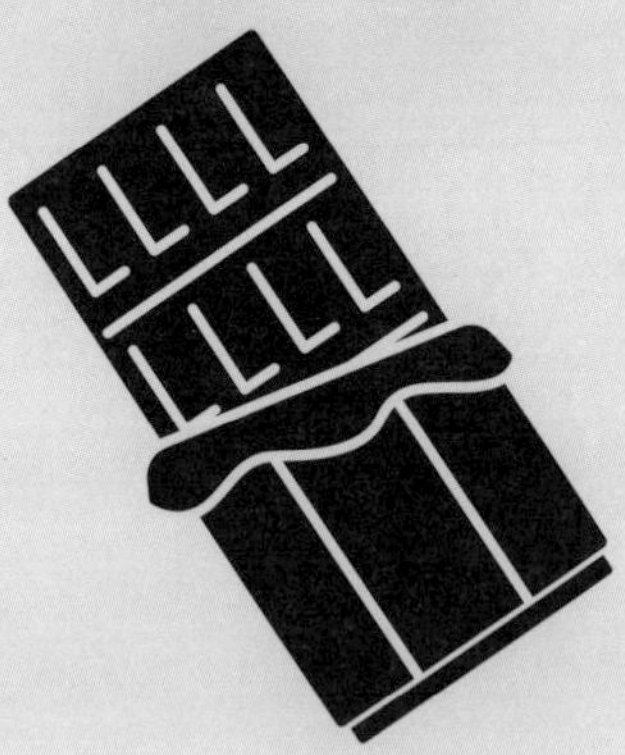

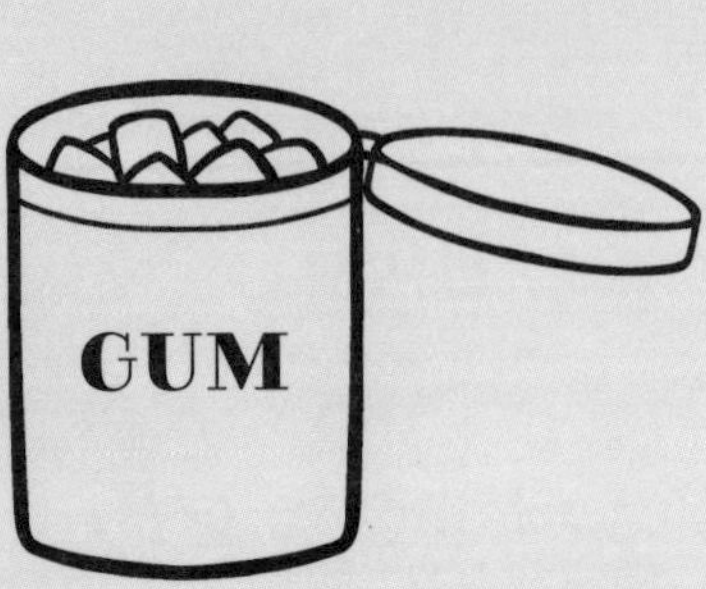

口が寂しいときはガムを噛むといいでしょう。咀嚼のリズムで副交感神経が高まり、脳の血流もアップ。パフォーマンスが向上します。

Q　スマホを見ながら寝落ちするのが習慣になっています。大丈夫でしょうか？

**眠りの質は低下しています。
「もう寝た」ということにして、
睡眠1時間前には電源をオフにしましょう。**

スマホのブルーライトが交感神経を刺激するので、寝る前に見ると目が冴えて寝つきが悪くなります。もちろん睡眠の質も低下。就寝の1時間前、遅くとも30分前からスマホは遠ざけましょう。「もう寝た」ことにして、電源をオフにするのが一番確実。寝てしまったことにすれば、案外スマホへの執着がなくなり、見なくても平気になります。

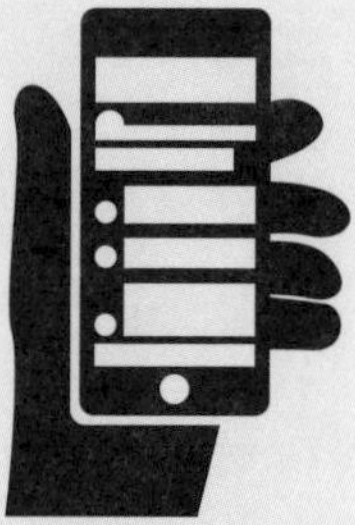

Q　たくさん買い物するとすっきりします。ストレス発散になっていますよね？

**衝動買いは自律神経を不安定にします。
買い物を楽しむなら何を買おうかという
ワクワクとセットで計画的に。**

衝動買いには「後悔」がつきもの。衝動買いしている最中は交感神経が急上昇。その後に後悔というネガティブな感情に襲われると、当然ながら自律神経は乱れます。買い物のコツは何を買うか前もって計画すること。無駄な買い物を避けられるし、「何を買おうか」と選ぶときのワクワクやときめきは自律神経によい影響があります。

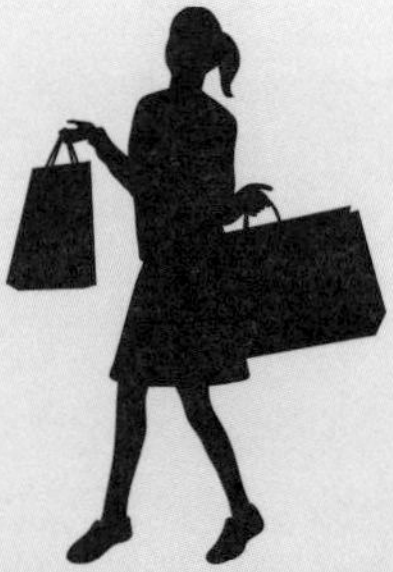

第4章

『自律神経』がみるみる整う最強の習慣

自律神経はちょっとしたことで乱れますが
ちょっとしたことで改善もします。
抜群に効果を発揮し、かつ簡単にできる
日常のなかに取り入れやすい習慣を
一つからでもいいので取り入れてみてください。

CONTENTS

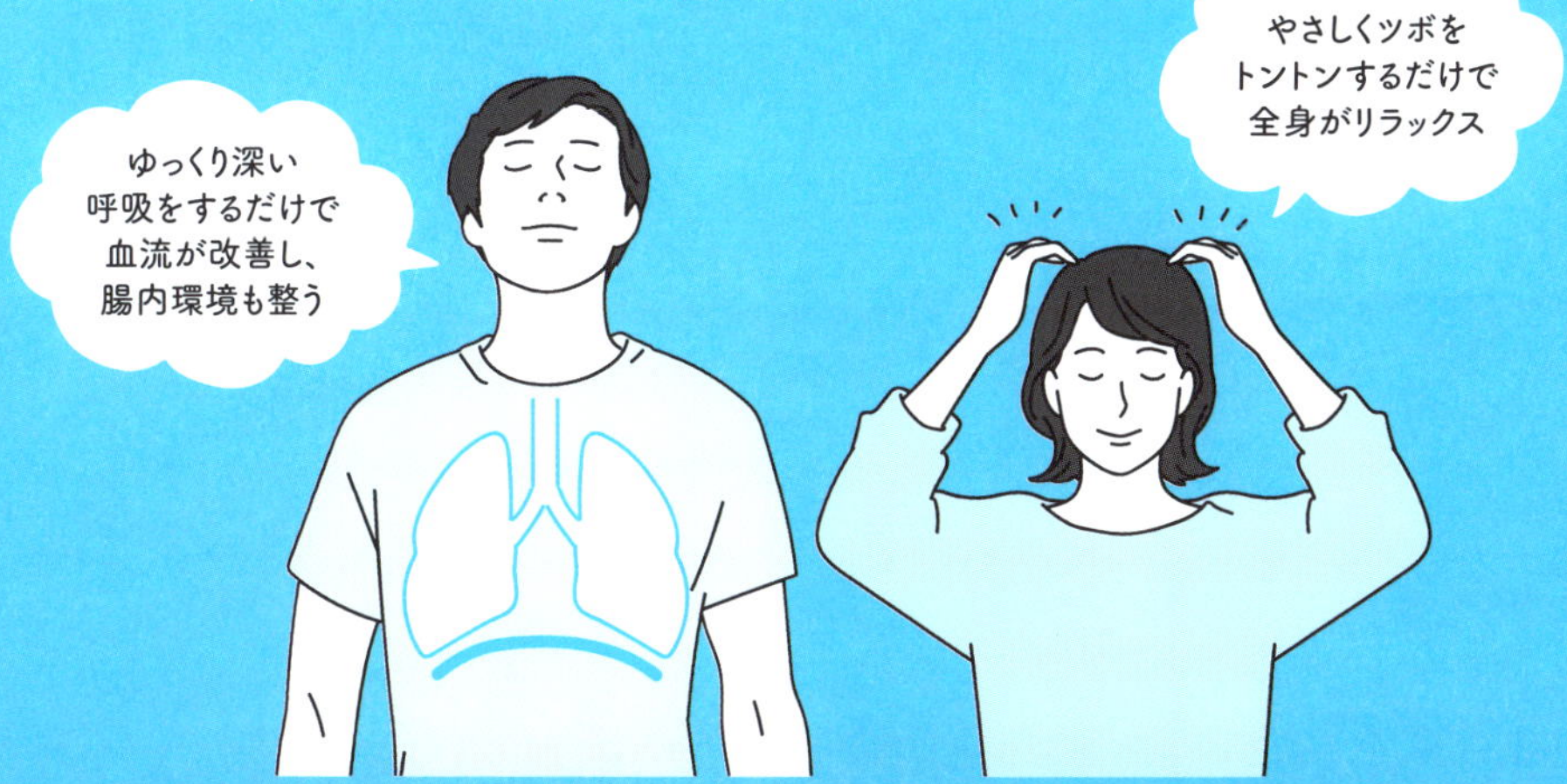

ゆっくり深い呼吸をするだけで血流が改善し、腸内環境も整う
やさしくツボをトントンするだけで全身がリラックス

自律神経が抜群に整う 1：2の呼吸法

自律神経の安定には「呼吸」がとても重要です。

私たちは**ストレスを感じたり緊張したりすると交感神経が高まりますが、それと同時に呼吸も浅くなります。反対に、深くゆっくりと呼吸をすると副交感神経が高まります**。副交感神経が高まると血管が拡張して血流がよくなり、筋肉も緩んで肩の力が抜け、心身がリラックスした状態になります。つまり自律神経と呼吸は密接に連動しているのです。

この連動を利用すると、日々の自律神経の乱れをある程度コントロールできます。その方法が、**深い呼吸を導く「1：2の呼吸法」です。息を吸うときは1、吐くときは2の割合で呼吸するだけの手軽な呼吸法。3～4秒かけて鼻から息を吸い、倍の6～8秒かけて口から吐きます**。これを1日1回、3分間行うと、次第に自律神経が安定してくることがわかっています。ほかにも、緊張したときやイライラしたとき、過呼吸になったときなどにもおすすめ。すぐに心が落ちつき、リラックスできます。

ここで、一つだけ気をつけたいのが呼吸するときの姿勢です。前かがみにならないよう、必ず背筋を伸ばして行いましょう。

姿勢は普段から心がけることが大事。猫背や前かがみの姿勢だと、気道が狭まって肺が十分にふくらまず、呼吸が浅くなりがちです。デスクワークやスマホを見る際などは要注意。日頃からなるべく背筋を伸ばし、上を向くように意識してください。

1:2の呼吸法のやり方

1の割合で吸って、2の割合で吐くこの呼吸法は、意識的に行うことで副交感神経が刺激されて血流がよくなります。腸の動きをよくする効果も期待できます。

1

＋ 鼻から4秒かけてゆっくり息を吸います。

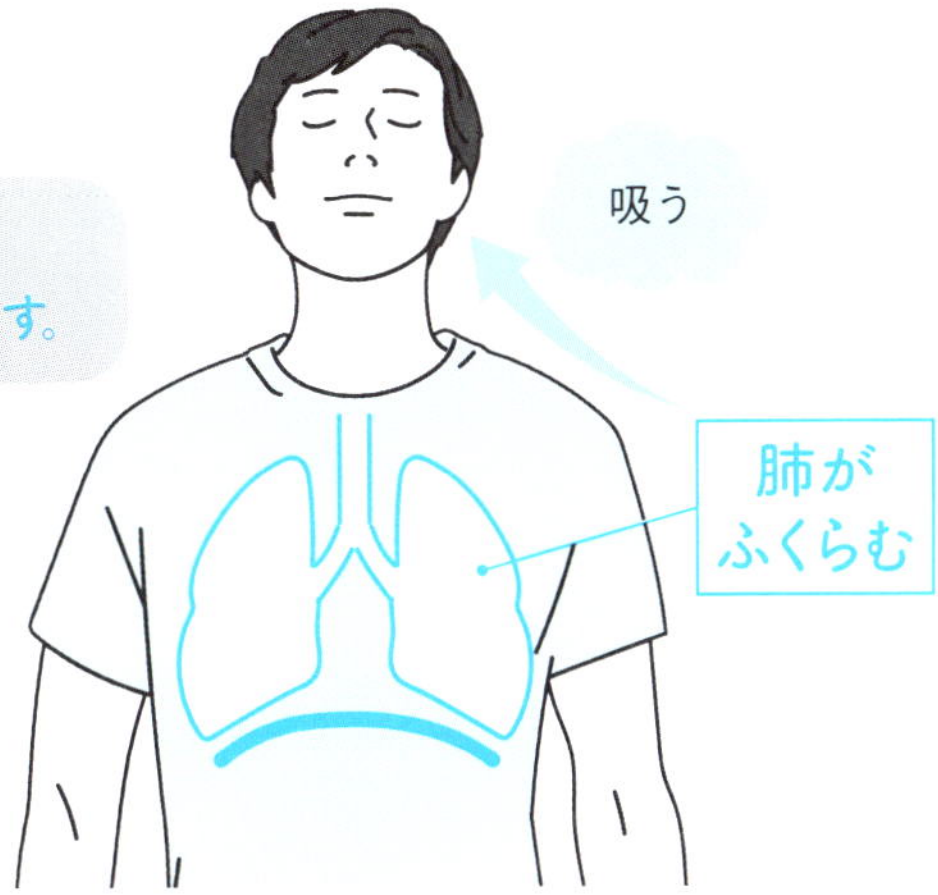

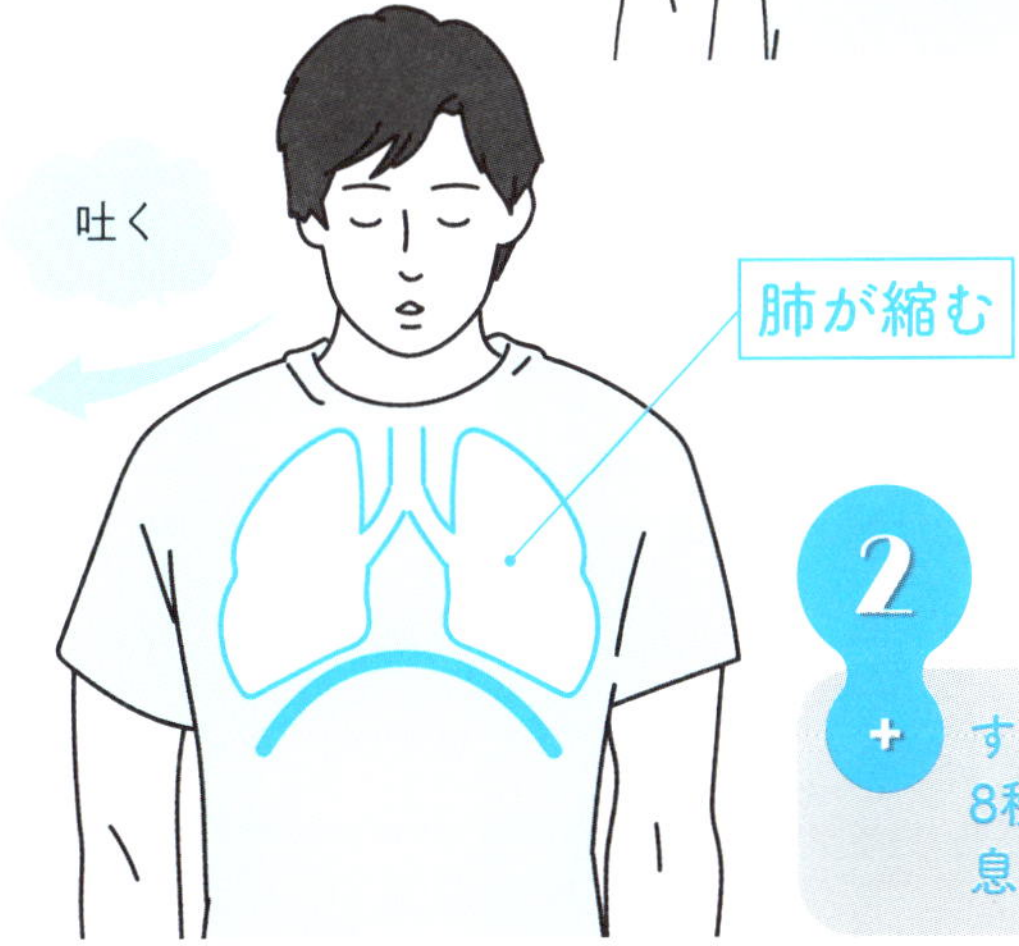

2

＋ すぼめた口から8秒かけてゆっくり息を吐きます。

1日に1回、3分間を目途に行いましょう

1日1回、時間を決めてルーティン化してみてください。そのほかも、焦ったとき、イライラしたとき、集中する前などに行うのもおすすめです。ゆっくり呼吸をすると、気持ちが落ちつきます。

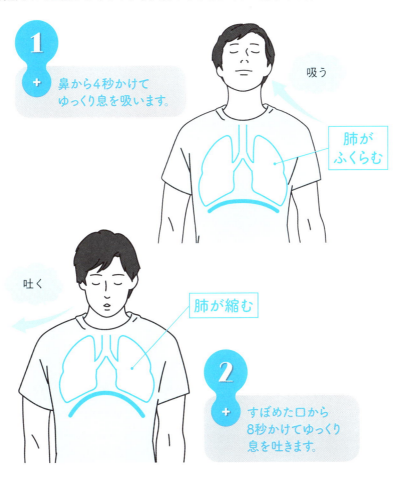

疲れているときほど座らずに動く

仕事から疲れて帰宅し、「ひと休み」とソファに座ったらもう動けない……。そんな経験はよくあるのではないでしょうか。でもそこは、**「一度座ったら終わり」と自分に言い聞かせてください。**

短時間でも休むと、交感神経がオフになり、副交感神経に切り替わります。**いったんオフになった交感神経のスイッチを再び入れるには、かなりのエネルギーが必要。余計に疲れ、かえって自律神経を乱すことになります。**まだやることがある場合はぐっとこらえて、まずは家事や片づけなど、やるべきことをすませてしまいましょう。その分、寝る前のリラックスタイムをゆっくり過ごしたほうが疲れもとれ、自律神経が安定します。

また、帰宅後はアクセルである交感神経の働きが高いままです。急に休むのではなく、少しずつ**活発な交感神経を鎮めていくことも大切。そのためには、何も考えずに手が動く「ルーティン」がおすすめです。**私の場合は、その日履いた靴を磨くことが帰宅後のルーティン。ゆっくり靴を磨いていると呼吸が整い、仕事モードから休息モードへと切り替わるのを感じます。部屋の片づけも効果的。ものが整理され、汚れがきれいになると、心もすっきり整います。

ストレスや疲れがたまっている休日はダラダラするより体を動かしたほうが自律神経は整いやすいものです。いつもより疲れていると感じたら、ウォーキングやストレッチをするといいでしょう。

毎日のルーティンに入れたい靴磨き

私も習慣にしている帰宅後すぐの靴磨きはアクティブモードからリラックスモードへの切り替えに最適。ピカピカになった靴を見ると気持ちがいいものです。

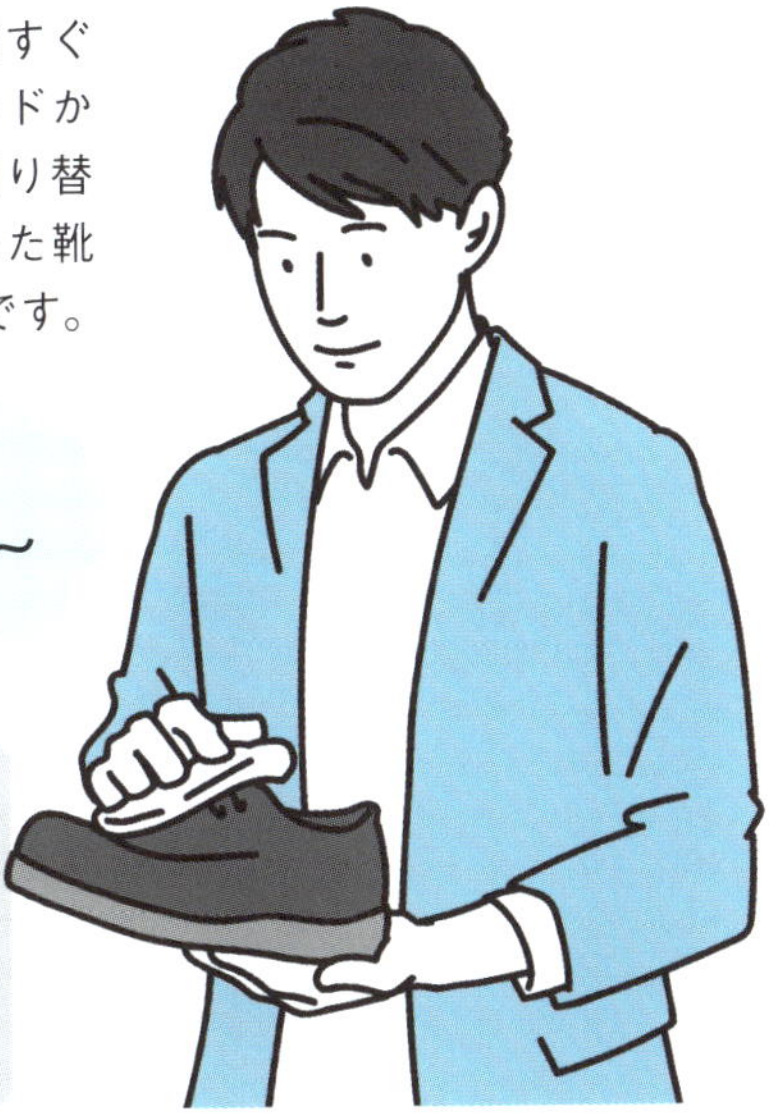

靴を
磨くぞ～

思うだけじゃなく、しっかり口に出して「磨くぞ!」と宣言することでスイッチが入ります。

心も整う1日1カ所片づけ

片づけは自律神経を整えるのに非常に効果的です。しかし、大変すぎるとかえってストレスになるので、**1日1カ所、15～30分以内を目安**に。「本棚一段整理する」「この引き出しの洋服を捨てる」などを決めて、それ以上はやらないようにしましょう。

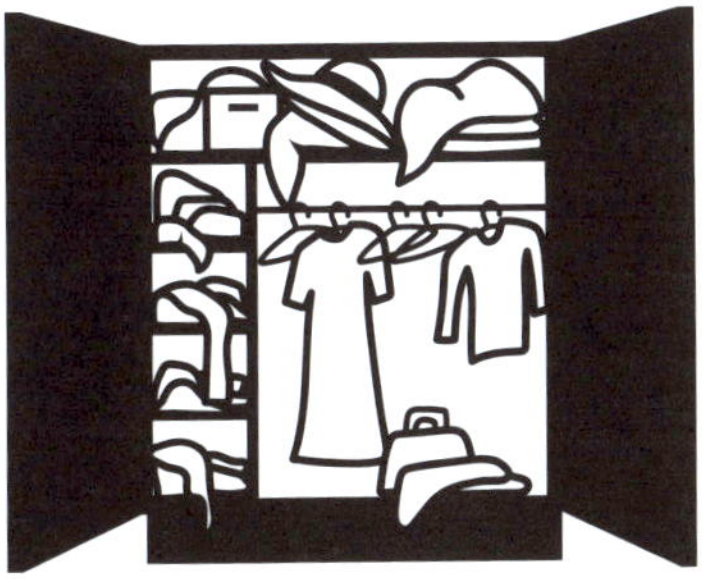

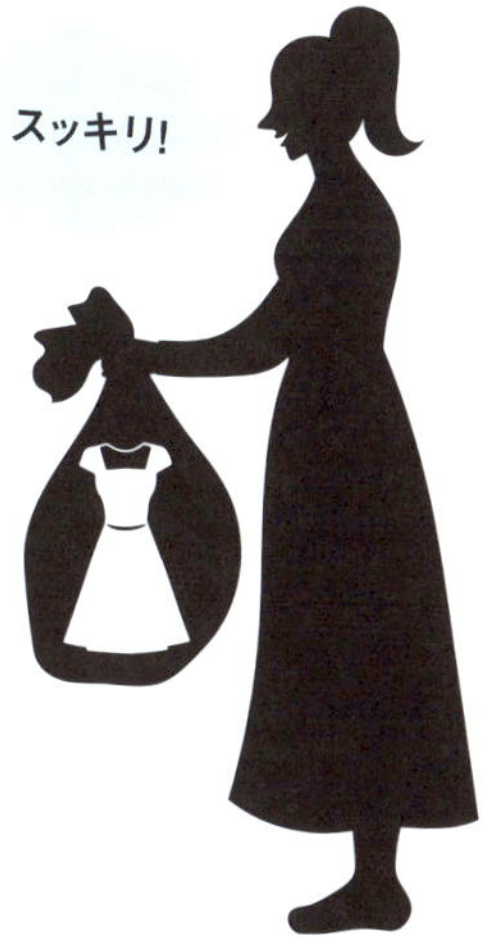

第4章

自律神経にも心身も抜群に効く
メリットだらけのスクワット

自律神経を整える運動として最も効率的で抜群に効果を発揮するのがスクワットです。

自律神経の安定には、習慣にできる適度な運動が不可欠です。ただし、激しい運動は呼吸が浅くなり、交感神経が高まりすぎてしまうのでむしろNG。第一、長続きしません。歩くことはとてもいいのですが、運動習慣がない人には10分のウォーキングでも毎日は面倒くさくて続かないのが現実です。そこで、私がおすすめしているのがスクワットです。

スクワットはしゃがむ動作を繰り返すだけで効率的に全身の筋肉を鍛えることができる究極の運動法。特に、下半身のポンプ機能が高まり、血流が抜群に改善します。また、深い呼吸とともにゆっくり行うことで、副交感神経を高める効果も期待できます。さらに最大のメリットは、短時間かつ簡単にできること。道具もいらないし、しゃがめるスペースさえあればOK。**正しいフォームと呼吸法だけ気をつければ、回数も10回で十分です。**この10回を毎日コツコツ続けることで、確実に自律神経が整います。それだけでなく、免疫力や基礎代謝の向上、便秘改善、腰痛対策、認知症予防……と数々の健康効果をもたらしてくれるのです。

まずは、入浴前の習慣に取り入れてみてください。慣れてきたら朝食前にも取り入れ、朝晩10回ずつ行うとより効果がアップ。1週間続ければ、疲労感が取れて、体がラクになるのを実感するはずです。

自律神経が整う「小林式スクワット」

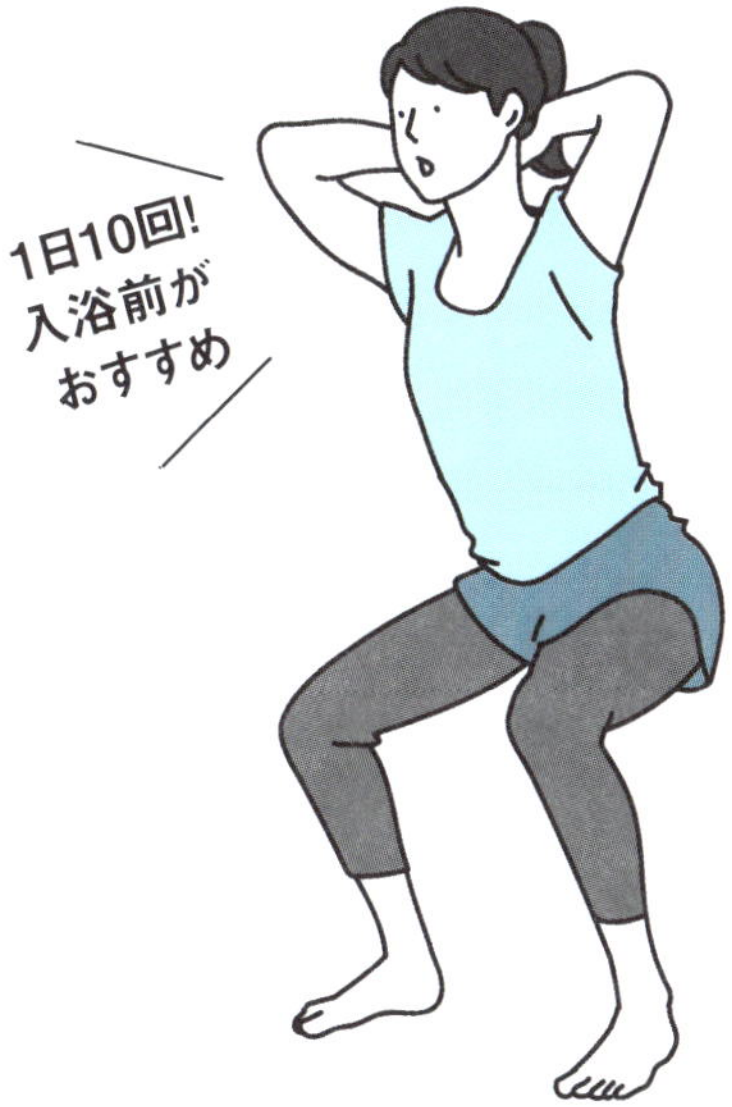
1日10回!
入浴前が
おすすめ

コツ1 深い呼吸

腰を下げるときは4秒かけて口から吐き切り、上げるときは4秒かけて鼻から吸います。

コツ2 正しい姿勢

前傾になり肺を圧迫しないよう注意。両手を頭の後ろにして胸を開き、背筋はまっすぐ、かかとを床にしっかりつけ、重心はお尻に。

血流促進・筋力アップで嬉しい健康効果も

自律神経の安定には血流をよくする必要があり、血流には血液を押し上げる下半身の筋力が必要。スクワットは「適度な運動」「血流促進」「筋力アップ」すべてを叶えられる優れた運動法なのです。

＜期待できるスクワットの恩恵＞

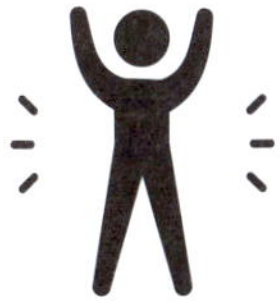
免疫力向上

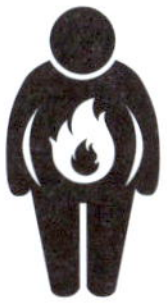
基礎代謝が上がる

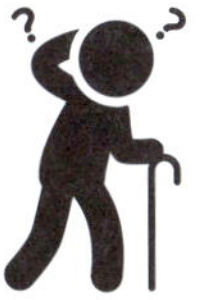
認知症を予防

骨粗しょう症予防

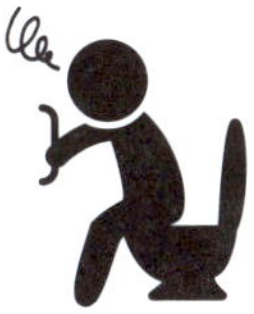
便秘改善

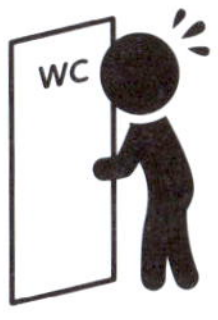
WC
尿漏れ防止

腰痛を予防

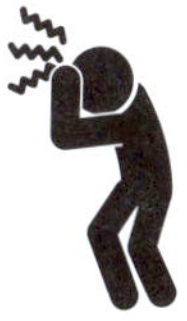
脳梗塞のリスク低下

これひとつで全身運動

入浴前ちょいスクワット

自律神経の安定には軽い運動が欠かせません。手軽にでき、全身の運動になるスクワットをぜひ毎日のルーティンに入れてください。入浴前に行うと、入浴効果（P.110）も高まります。ポイントは深い呼吸と正しいフォームです。

10回
1セット

1

口から息を吐き、4秒かけてゆっくりひざを曲げ、腰を落とす。

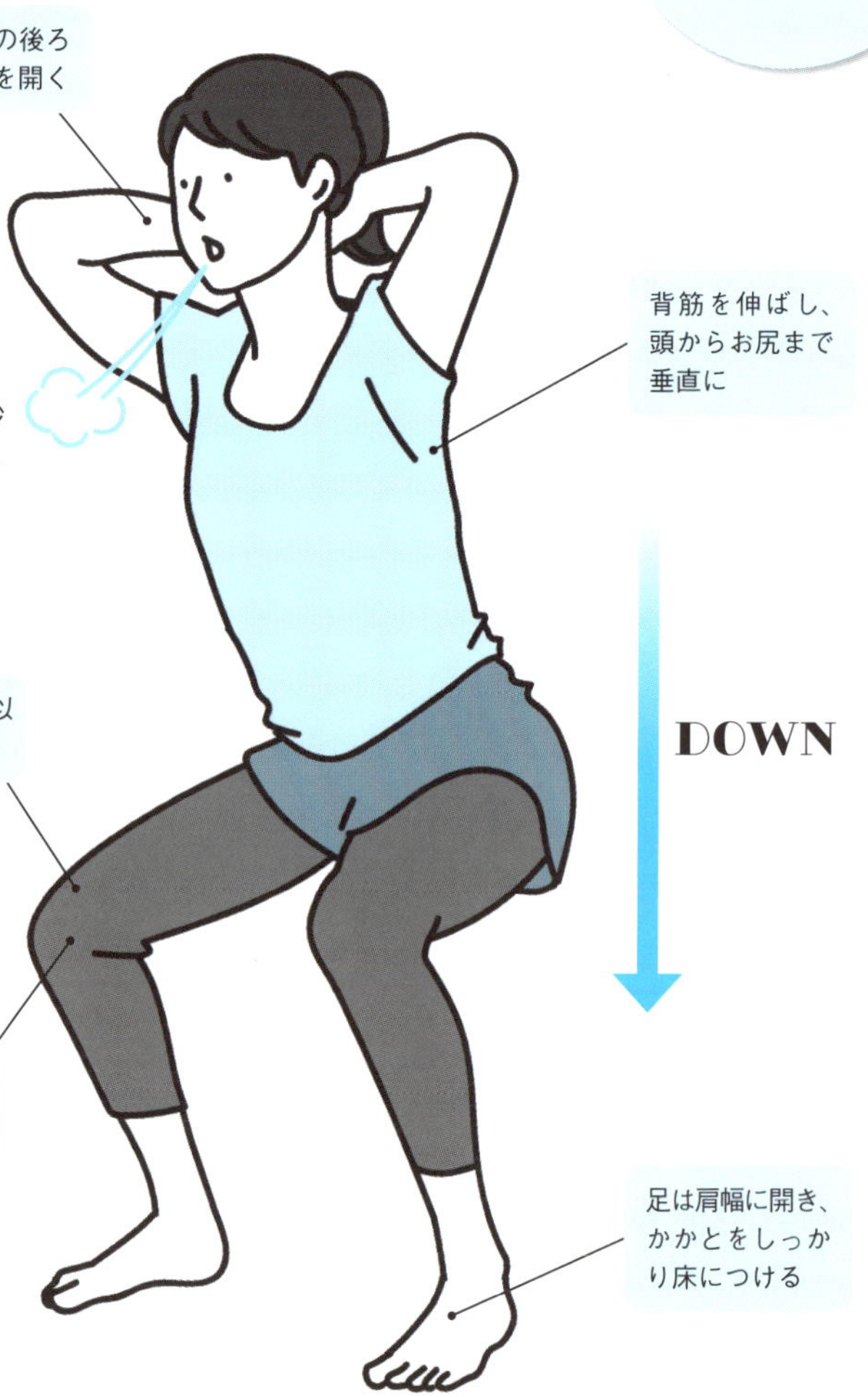
両手を頭の後ろに添え胸を開く
背筋を伸ばし、頭からお尻まで垂直に
ひざは90度以上曲げない
DOWN
ひざはつま先より前に出さない
足は肩幅に開き、かかとをしっかり床につける

POINT

- 運動中は息を止めず、深い呼吸を意識しながら行いましょう。
- 入浴後は副交感神経が高まる時間なので、入浴前が最適です。
- ひざは曲がるところまででOK。曲げすぎると痛める可能性があるので、90度以上は曲げないようにしましょう。

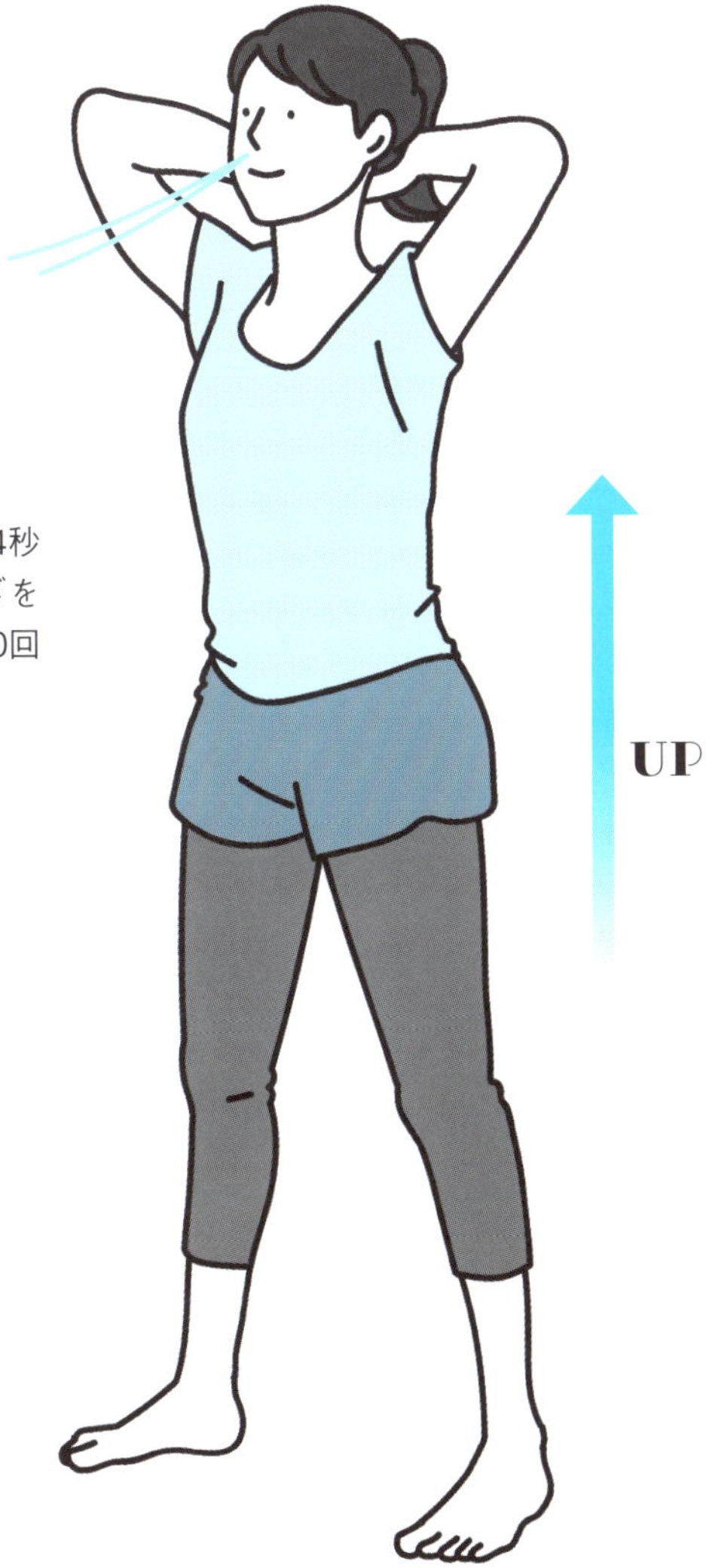

2

鼻から息を吸い、4秒かけてゆっくりひざを伸ばす。1～2を10回繰り返す。

入浴はぬるめの湯に15分浸かるのがベスト

自律神経を整えるために、入浴はとても効果的です。寝る前のリラックスタイムは、ゆっくり湯船に浸かってしっかり副交感神経を高めるようにしましょう。ただし、そのためには入浴の仕方にいくつかポイントがあります。

まず、お湯の温度はぬるめがいいでしょう。42度以上の熱いお湯に浸かると、逆に刺激になって交感神経を高め、寝つきが悪くなります。また血管が収縮し、血圧も上昇。脳卒中や心筋梗塞などを引き起こす危険も。**39〜40度の少しぬるいと感じるくらいの温度が、体にも自律神経にもベストです。入浴時間は15分間。最初の5分は肩まで浸かり、残りの10分は半身浴に切り替えます。**

この入浴方法のメリットは、効率的に深部体温を上げられること。**深部体温が38・5〜39度くらいに上昇すると、最も血行が促進されて副交感神経が高まりやすくなるのです。**もちろん、ぐっすり眠れて睡眠の質もアップします。

シャワーだけで入浴をすませる人もいますが、シャワーでは表面が温まるだけで、深部体温は上げられません。むしろ深部体温を奪い、副交感神経の働きを低下させることも。朝ならシャワーだけでかまいませんが、**夜は極力湯船に浸かるようにすること。どうしても無理なときは、お尻の上あたりの仙骨に熱めのシャワーを当てましょう。**仙骨には血管が集中しているので、全身の血行がよくなります。

効果的な入浴方法

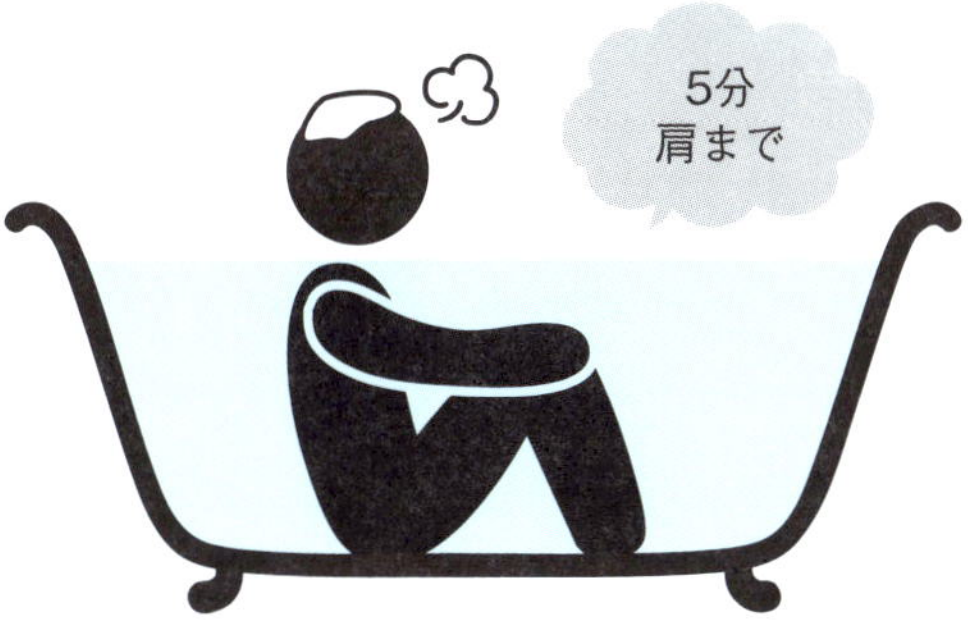

39～40℃のぬるめの湯に浸かって芯から温まり、寝るまでの間に徐々に深部体温が下がることで、自然に眠気を誘発します。42℃以上のお湯は交感神経を高めるのでNG。

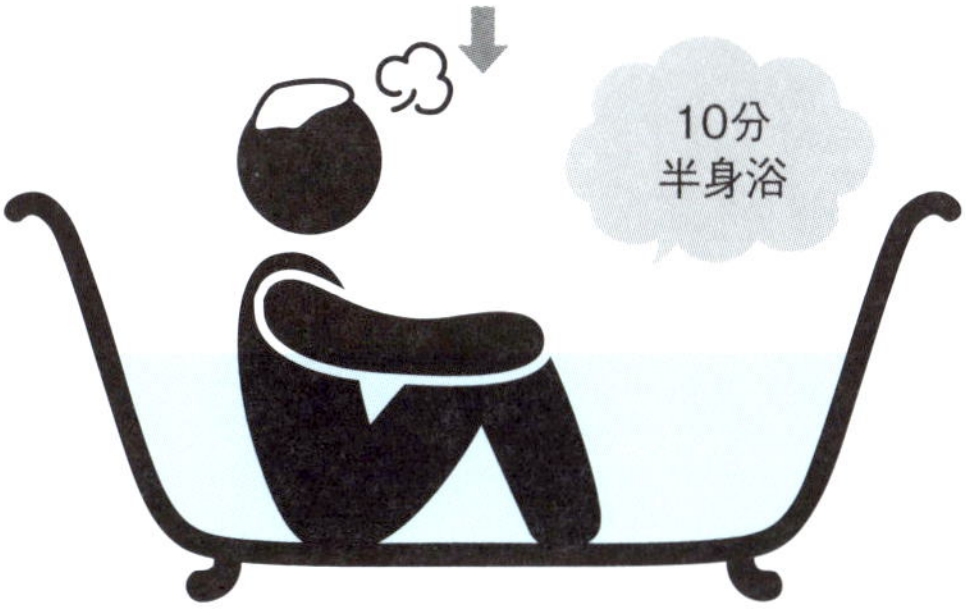

自律神経を整える入浴方法

1. 最初の5分は肩まで浸かる
2. 残りの10分はみぞおちあたりまでの半身浴

※15分以上の入浴は、体に負担がかかり、交感神経を高める原因にもなります。

仙骨シャワーが血流アップに効果的

仙骨とは尾てい骨のこと。仙骨の両脇にある血管を温めることで、全身の血流が促進されます。ぬるめの湯で冷えてしまう感覚があるなら、最後に少し熱めのシャワーを仙骨にあててみてください。同様に首の後ろにあてるのもおすすめです。

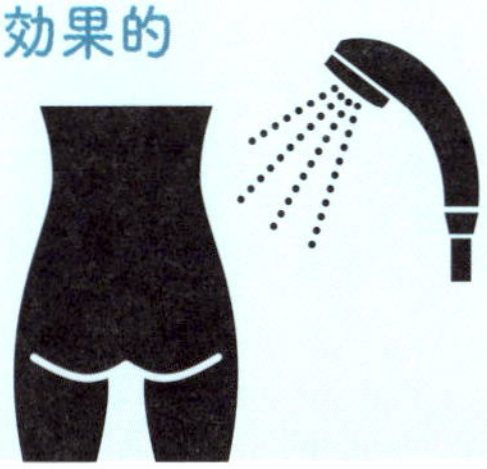

第4章

寝る前に行う「ストレス可視化1分日記」

ストレスは目を背ければ背けるほど、心の中で大きくふくらんでいきます。誰しも向き合いたくないものですが、むしろ、**どんなことがどれくらいストレスなのか、可視化したほうが心への負担が軽くなります**。そのために、ぜひ試していただきたいのが「ストレス可視化1分日記」です。

やり方は簡単。**夜寝る前に、その日気がかりだったこと、嫌だったこと、失敗したことなど、ストレスに感じた様々なことを1分間で書き出します。その後、今日1日の点数を4点満点で採点します。やることはたったそれだけ**。書き終えたら深く考えず、その夜はさっさと寝てしまいましょう。

これを1週間続けると、自律神経を乱す原因となるストレスや、ストレスへの対処法が見えてきます。例えば、**1週間ずっと1点、2点が続くようなら注意が必要。そのまま放置せず、何か対策を考えるようにすべきです**。あるいはストレスがあっても、その日にいいことがあれば点数は総対的に高くなるでしょう。**点数が高い日に何をしたか、何があったかを分析すれば、今後のストレス対策にもなります**。

さらに、この日記は「心のデトックス」の役割も果たします。全部ストレスを吐き出すことで気持ちが落ちつき、自律神経にもよい影響があります。また、可視化すると、重くのしかかっていたストレスが意外と「些細なこと」に思えることも。まずは、1週間続けてみませんか。

ストレス可視化1分日記のやり方

1 気になること、嫌だったことなどストレスになっていることを、1分程度で手帳やノートに**手書きする**。

考えすぎずに書くことが大事です。

2 その日の満足度を**4点満点**で点数をつける。

1日をトータルで考えたときの点数をつけてください。
点数の理由を簡単にメモしておくのもおすすめです。

3 書き終えたら**深く考えずに寝る**。

今は悩まず、寝る準備に入りましょう。

↓

1週間たったら振り返ってみてください。
点数が低い日が続いていたら心が悲鳴を上げているサインかもしれません。
対策を考えてみましょう。

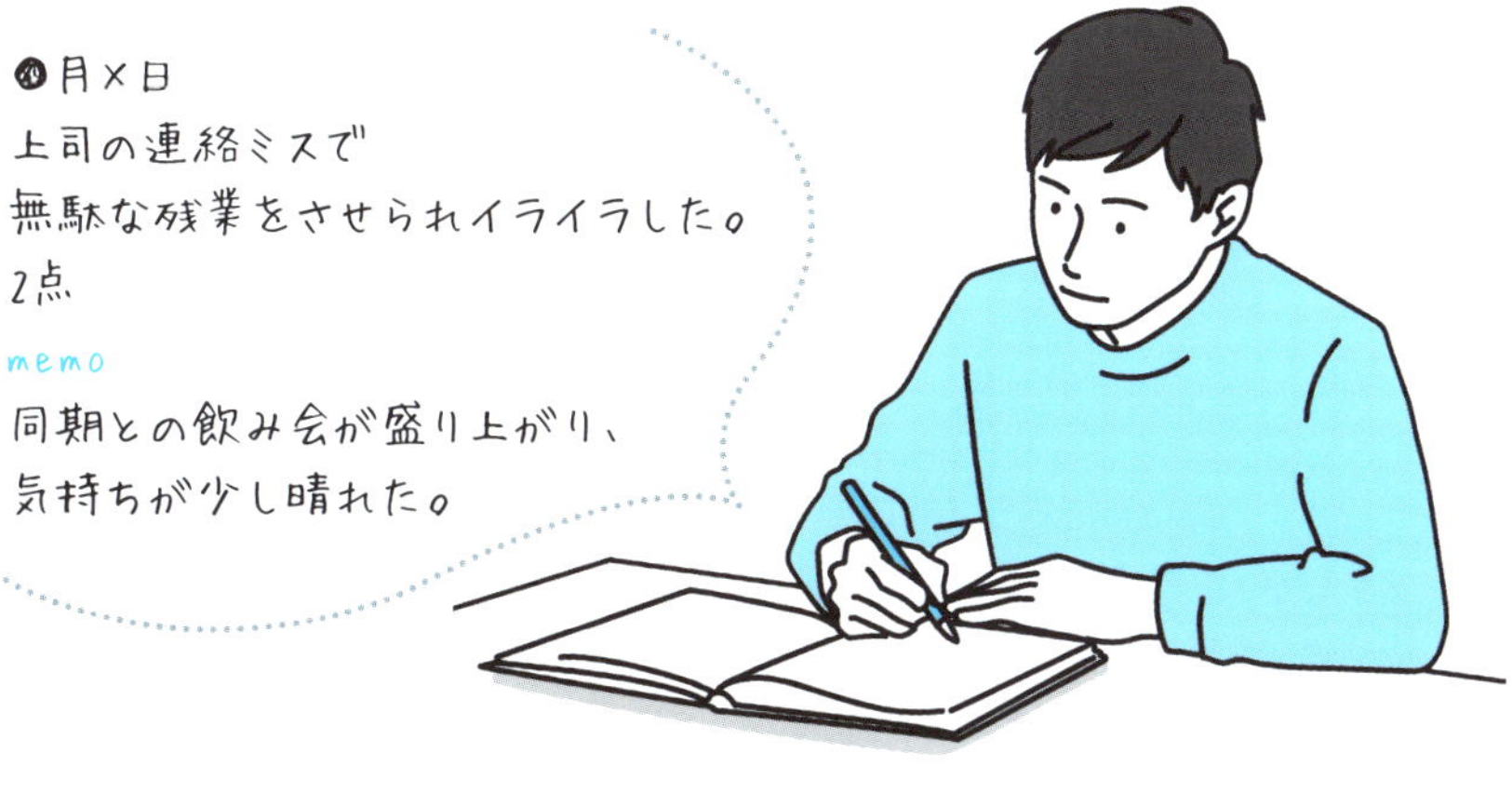
●月×日
上司の連絡ミスで
無駄な残業をさせられイライラした。
2点
memo
同期との飲み会が盛り上がり、
気持ちが少し晴れた。

第4章

寝る直前にトントントン
安心して眠れる「タッピング睡眠」

スムーズに眠りにつくことができないときは、頭から顔を人差し指・中指・薬指の3本の指先でやさしくたたく「タッピング」を試してみてください。

タッピングするのは、頭や顔にたくさんある副交感神経の働きを高めるツボ。この**ツボをやさしく一定のリズムで刺激すると副交感神経が優位になり、全身がリラックスしてきます。**これは赤ちゃんを寝かしつけるときに、トントンと背中をたたいたりするのと同じ働きです。注意したいのは強さとリズム。**触れるか触れないかくらいのやさしいタッチがポイント。頭から顔へ約1分かけてたたいてから横になってみましょう。**

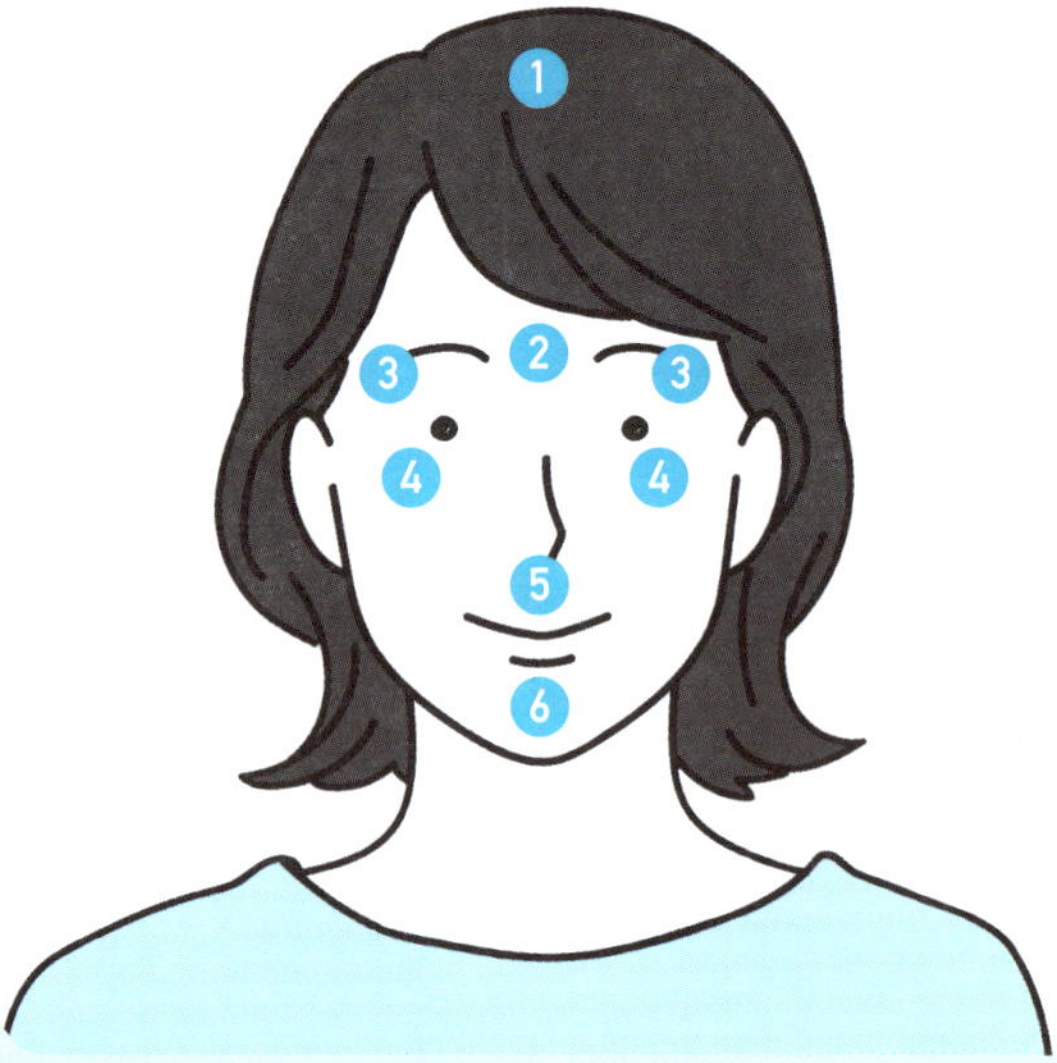

POINT

タッピングは人差し指・中指・薬指の3本を使って、一定のリズムでたたきます。触れるか触れない程度の感覚でやさしくたたくのがコツです。

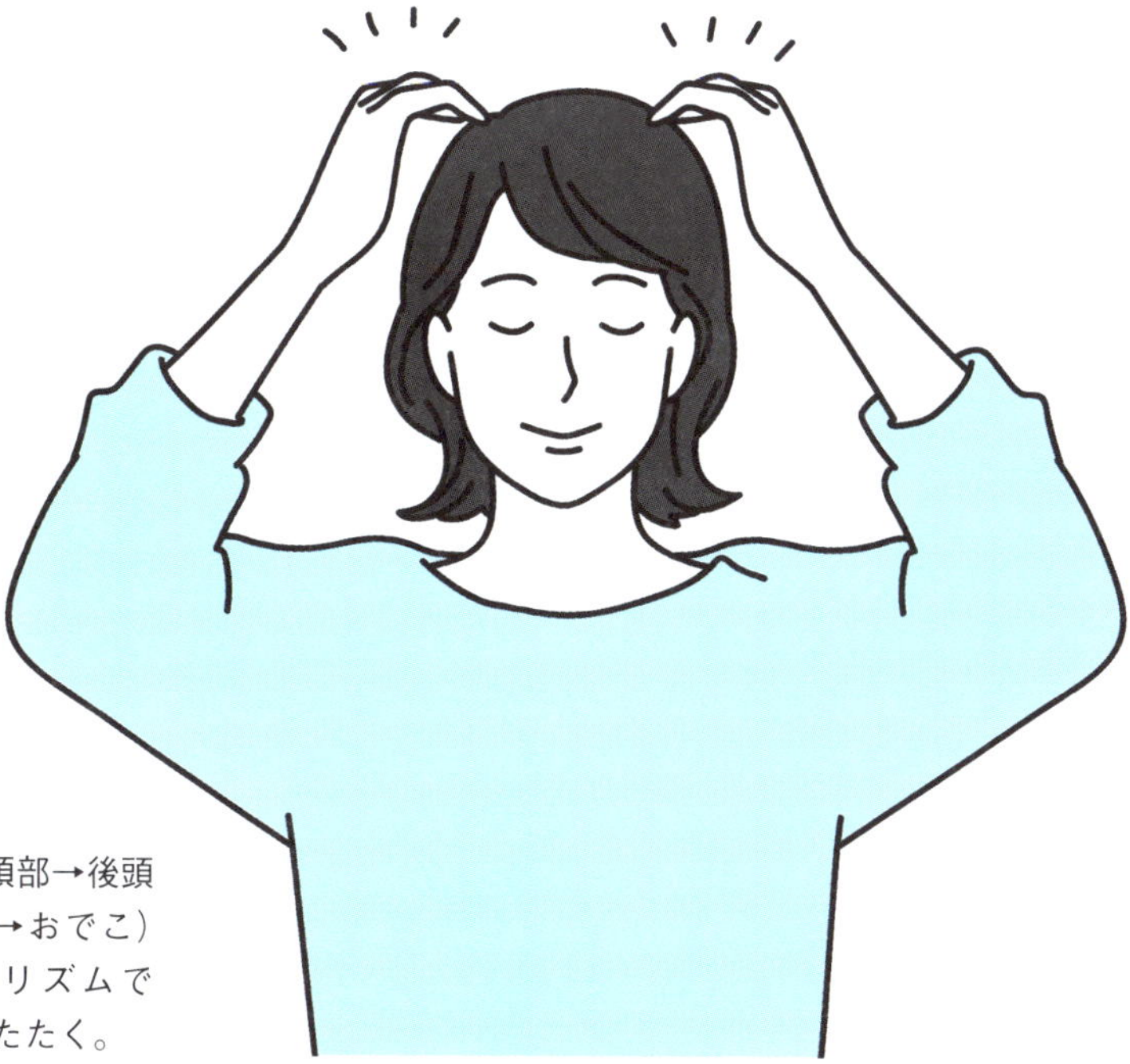

1

❶頭部（前頭部→後頭部→側頭部→おでこ）を、一定のリズムで30秒かけてたたく。

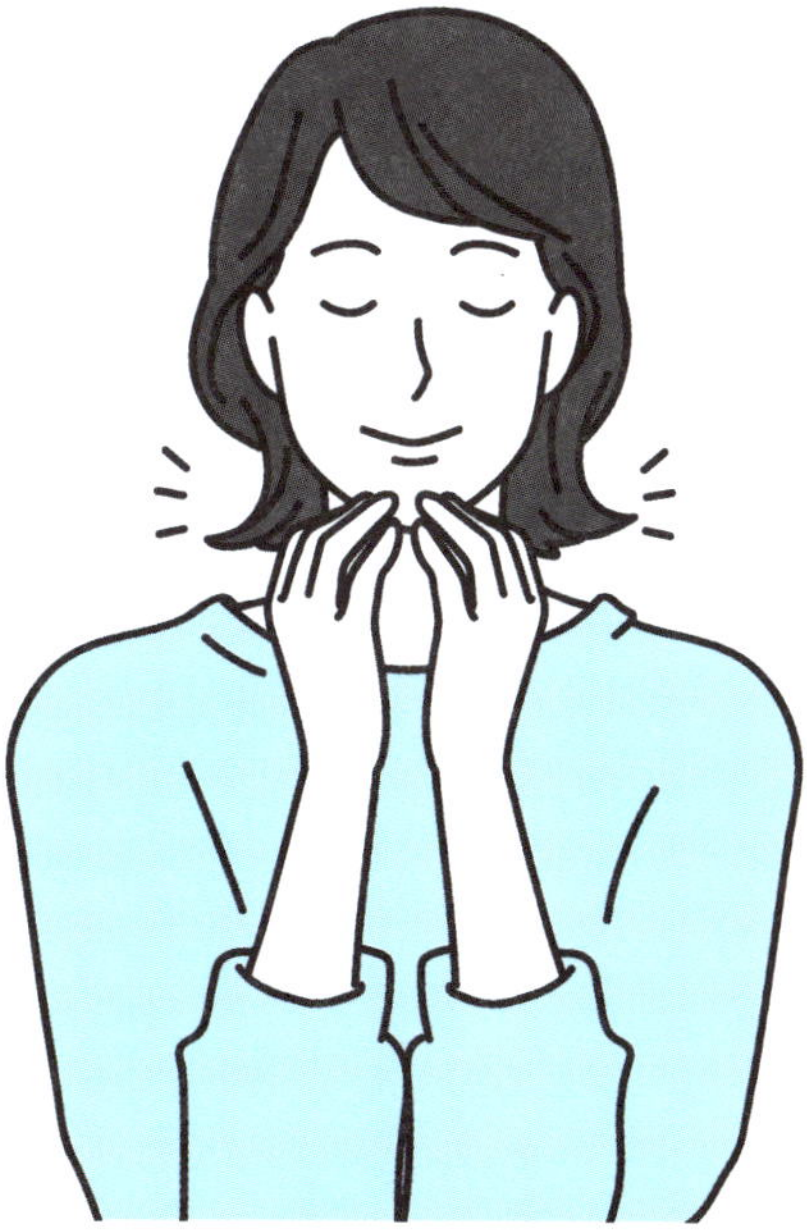

2

❷眉間→❸眉毛の下→❹目の下→❺鼻の下→❻あごの順で、一定のリズムで30秒かけてたたく。

自律神経も腸も整うストレッチ①

全身伸ばし

1回
30秒～
1分間

筋肉がほぐれて血行が促進され、お腹まわりを伸ばすことで腸をやさしく刺激する毎朝の習慣にしたいストレッチ(P.68)。寝る前に行えばリラックス効果もあり、睡眠の質も上がります。

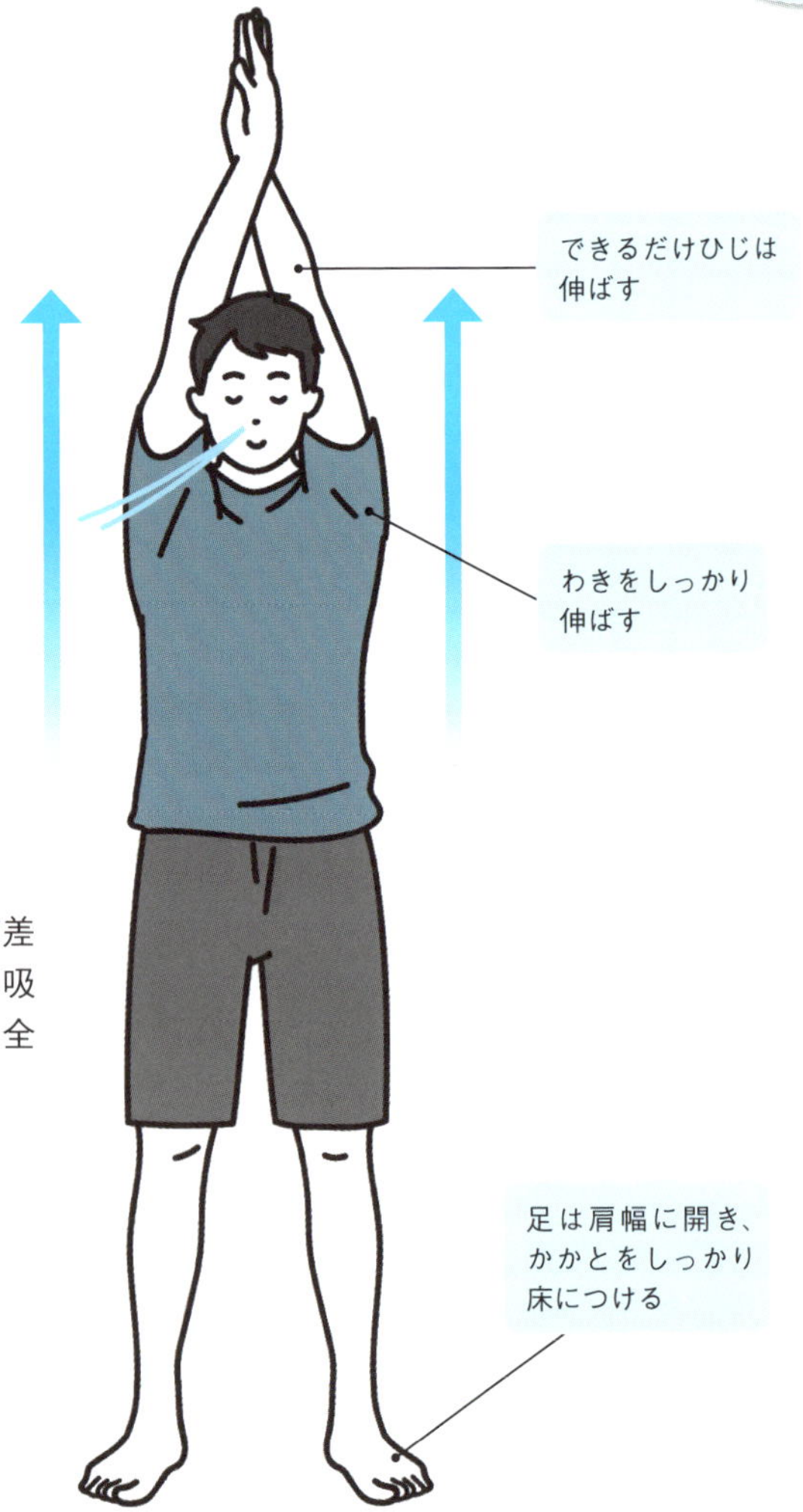
できるだけひじは
伸ばす
わきをしっかり
伸ばす
足は肩幅に開き、
かかとをしっかり
床につける

1

頭の上で両腕を交差する。鼻から息を吸いながらゆっくり全身を上へ伸ばす。

POINT

- 運動中は息を止めず、深い呼吸を意識しながら行いましょう。
- 手を交差するのが難しい場合は、手のひらを合わせたり、手を組んだりしても大丈夫です。
- 交感神経と副交感神経のバランスが整い、お腹周りの筋肉を緩めることで腸のぜん動運動が促されます。

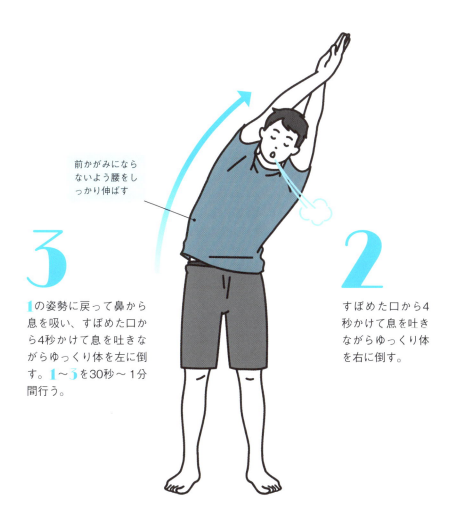

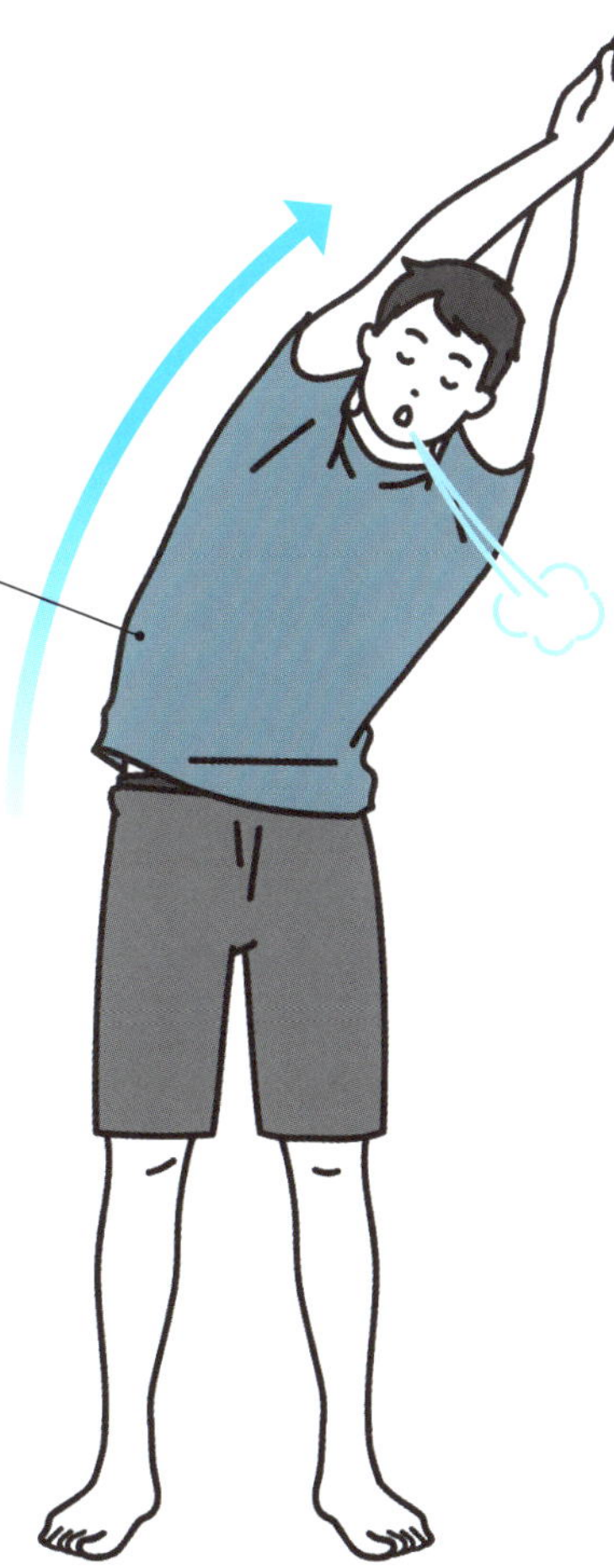
前かがみにならないよう腰をしっかり伸ばす

3

1の姿勢に戻って鼻から息を吸い、すぼめた口から4秒かけて息を吐きながらゆっくり体を左に倒す。1～3を30秒～1分間行う。

2

すぼめた口から4秒かけて息を吐きながらゆっくり体を右に倒す。

自律神経も腸も整うストレッチ②

腸もみお腹しぼり

ゆっくり深い呼吸とともに腸のマッサージをすることで、自然なぜん動運動を活発化させ、排便を促します。腸の動きがよくなることで、自律神経も整い、全身の血流もアップします。

1回
30秒～
1分間

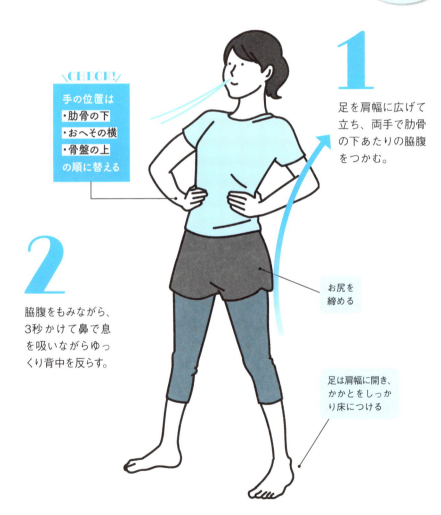

1

足を肩幅に広げて立ち、両手で肋骨の下あたりの脇腹をつかむ。

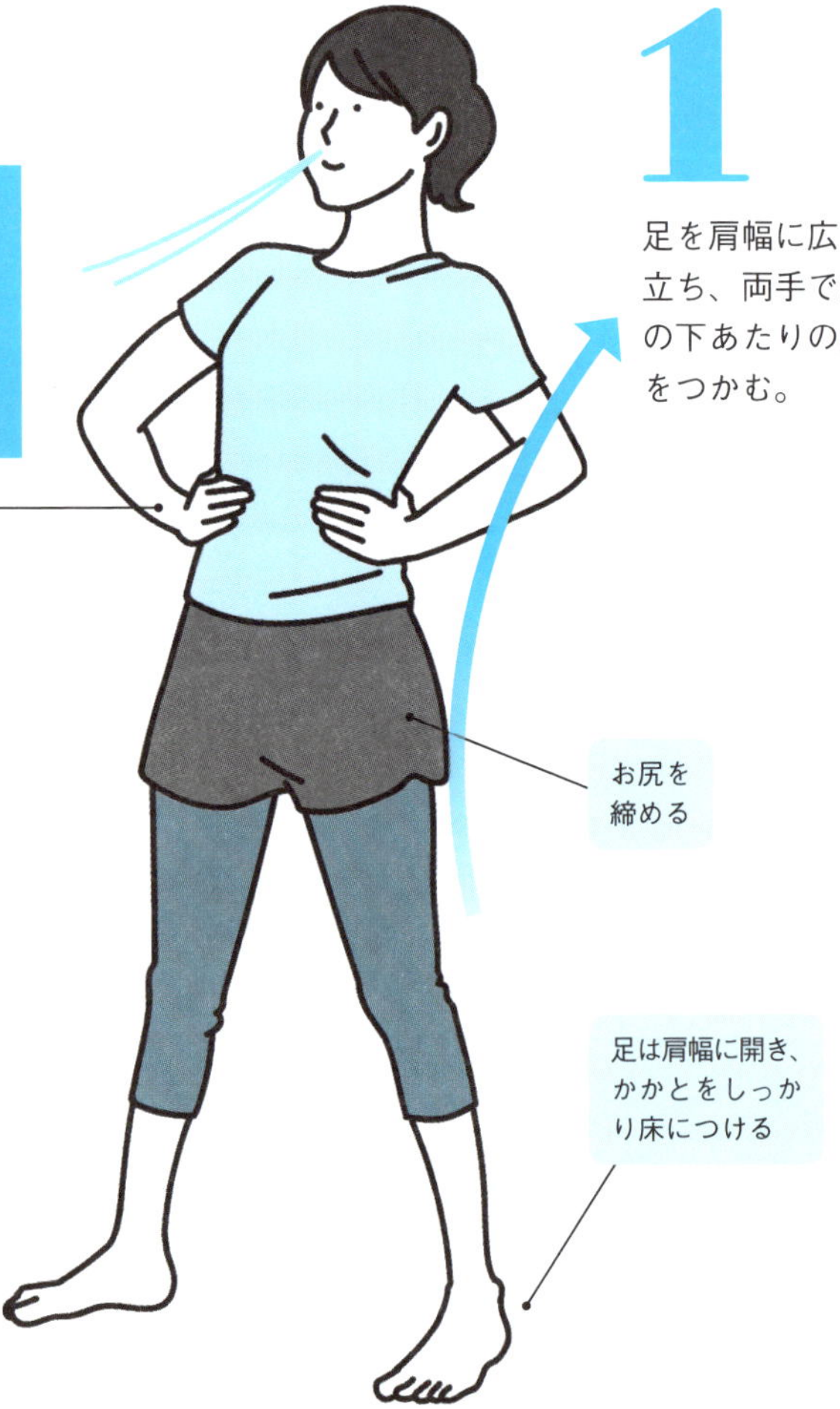
お尻を
締める
足は肩幅に開き、
かかとをしっか
り床につける

CHECK!

手の位置は
・肋骨の下
・おへその横
・骨盤の上
の順に替える

2

脇腹をもみながら、3秒かけて鼻で息を吸いながらゆっくり背中を反らす。

POINT

- 運動中は息を止めず、深い呼吸を意識しながら行いましょう。
- 肋骨の下、おへその横、骨盤の上の3カ所、
つかむ位置を変えることで腸全体を刺激します。
- 副交感神経から交感神経に切り替わる朝の習慣にすると
より効果的です。
- 食後1時間は避けて行いましょう。

3

6秒かけて口から
息を吐きながら、
上体を前に倒す。

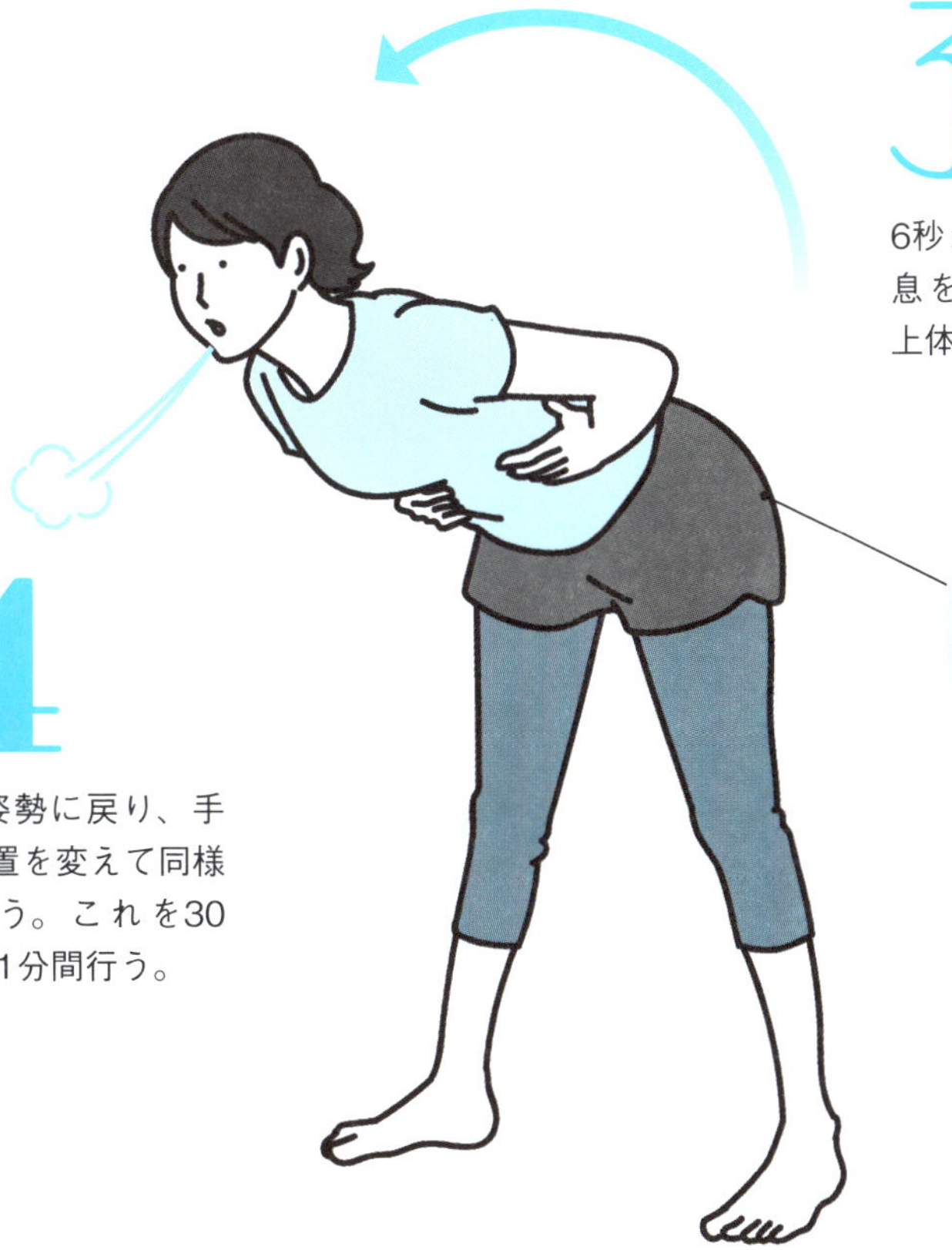
手でお腹をギュッとしぼる

4

1の姿勢に戻り、手の位置を変えて同様に行う。これを30秒～1分間行う。

第4章

良質な睡眠に向かう大切な3時間の過ごし方

睡眠をしっかりとることは自律神経を整えるうえで最も大切なことの一つ。睡眠時間はもちろんのこと、睡眠の質がとても重要です。

では、「上質な睡眠」とは何か。それについても自律神経が深く関わっています。**心身がリラックスして副交感神経がしっかり高まった状態で眠ると、睡眠の質は高まるのです**。そんなときは、たとえ睡眠時間が短くても朝はすっきり目覚められます。一方、交感神経が高まった状態で就寝すると、眠りが浅く、長時間寝ても疲れがとれません。前者が「リラクゼーション型睡眠」、後者が「緊張型睡眠」。自律神経を整えたいなら、前者のリラクゼーション型睡眠を心がけてください。

リラクゼーション型睡眠をとるには、寝る前の3時間の過ごし方がポイントになります。まず、**夕食は就寝3時間前までにすませること**。夕食から就寝までの時間が短いと、交感神経が活発なままで寝ることに。**入浴はぬるめの湯に15分浸かり、副交感神経を高めます**。その後は交感神経を刺激しないよう、リラックスして過ごすようにしてください。**部屋は間接照明などにして明るさを落とし、スマホは寝る1時間前、遅くとも30分前には遠ざけます**。寝る直前に「ストレス可視化1分日記」(P.112)をつけ、「タッピング睡眠」(P.114)をし、照明を消して就寝。これらの夜の過ごし方を習慣にすると寝つきがよくなり、生活リズムも整います。

就寝前の行動で睡眠の質が変わる

リラクゼーション型睡眠 ＋ 副交感神経優位優な状態。脳や内臓の動きも抑制され、リラックスして深く眠れている。

緊張型睡眠 ＋ 交感神経優位な状態。脳や内臓が動いていて、寝ていても起きているのと同様。

⬇

就寝前の3時間は大切な時間。
良質な睡眠のためにも特に気をつけたいのが
お風呂・スマートフォン・食事・照明の4つです。

お風呂	39〜40℃＋半身浴	◎	42℃以上	×
スマートフォン	就寝1時間前から見ない	◎	就寝直前まで見る	×
食事	就寝3時間前には食べ終える	◎	食べてすぐ寝る	×
就寝時の照明	薄明かりまたは真っ暗	◎	照明やテレビをつけっぱなしで寝る	×

ルーティンにしたいそのほかのおすすめの快眠対策

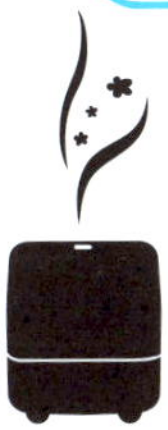

アロマ➡P.122

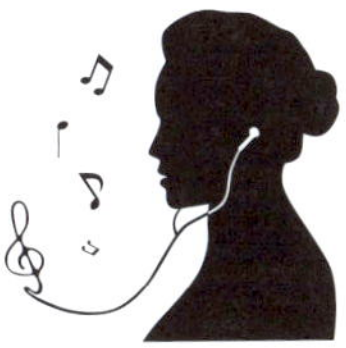

音楽➡P.123

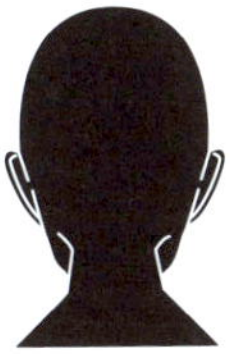

リラクゼーション➡P.124

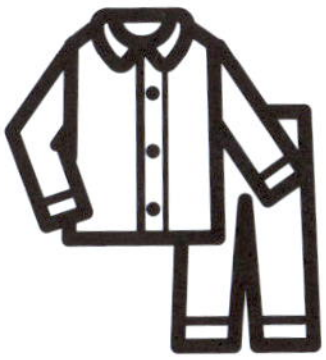

パジャマ➡P.125

おすすめ快眠対策 1 アロマ

好きな香りは心地よい睡眠を誘う

リラクゼーション型睡眠へと導くために、五感を通して心身をリラックスさせる方法があります。一番おすすめなのが「香り」。嗅覚は五感の中で唯一、感情や自律神経を司る脳の部位と直結しています。そのため、好きな香り、心地よいと感じる香りを嗅ぐと、気持ちがやわらぎ、副交感神経が高まるのです。

例えば、**寝る前のリラックスタイムにアロマを楽しめば、安眠を促す効果は抜群。なかでも効果が期待できるのはラベンダーの香りです**。ラベンダーの香りは心拍数や血圧、体温を低下させる作用があるので、就寝前に嗅ぐと自然な眠気を誘います。

ほかにも、カモミールやクラリセージ、サンダルウッドなど、リラックス作用のある香りを選べばＯＫ。**自分の好きな香りに包まれて、心地よい眠りにつきましょう**。

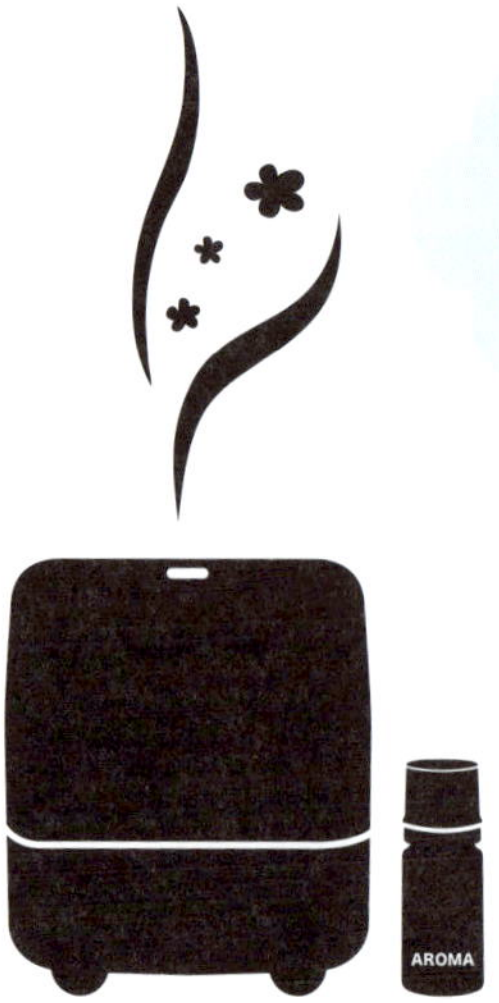

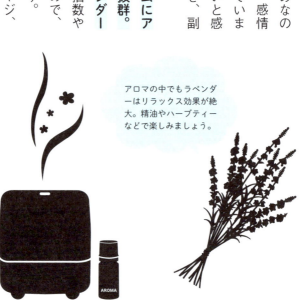

アロマの中でもラベンダーはリラックス効果が絶大。精油やハーブティーなどで楽しみましょう。

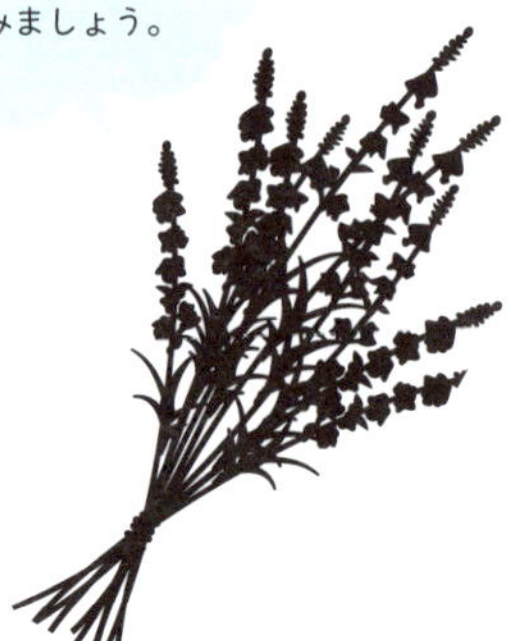

おすすめ快眠対策 2

音楽

ゆっくりとした一定のテンポの曲を聴く

音楽を聴くこともリラックス効果があります。ただし、どんな音楽でもいいわけではありません。交感神経を刺激するようなアップテンポな曲やリズムが不安定な曲はNG。ではヒーリングミュージックがよいかというと、実はこれも自律神経を整えるうえではあまり意味がありません。

ポイントは「テンポ」。**テンポが一定に保たれている音楽を聴くと、交感神経が鎮まり、副交感神経へと切り替わります。寝る前に聴くなら、一定でゆっくりしたテンポの曲がふさわしいでしょう。**ちなみに、心臓の鼓動よりも遅いテンポの曲がリラックス効果も高いとされています。理想は1分間に60回リズムを刻むBPM60の単調な音楽です。テンポ以外では、**なるべく音階の高低差が少ないもの、長さが4～5分で軽く聞き流せるものがおすすめです。**

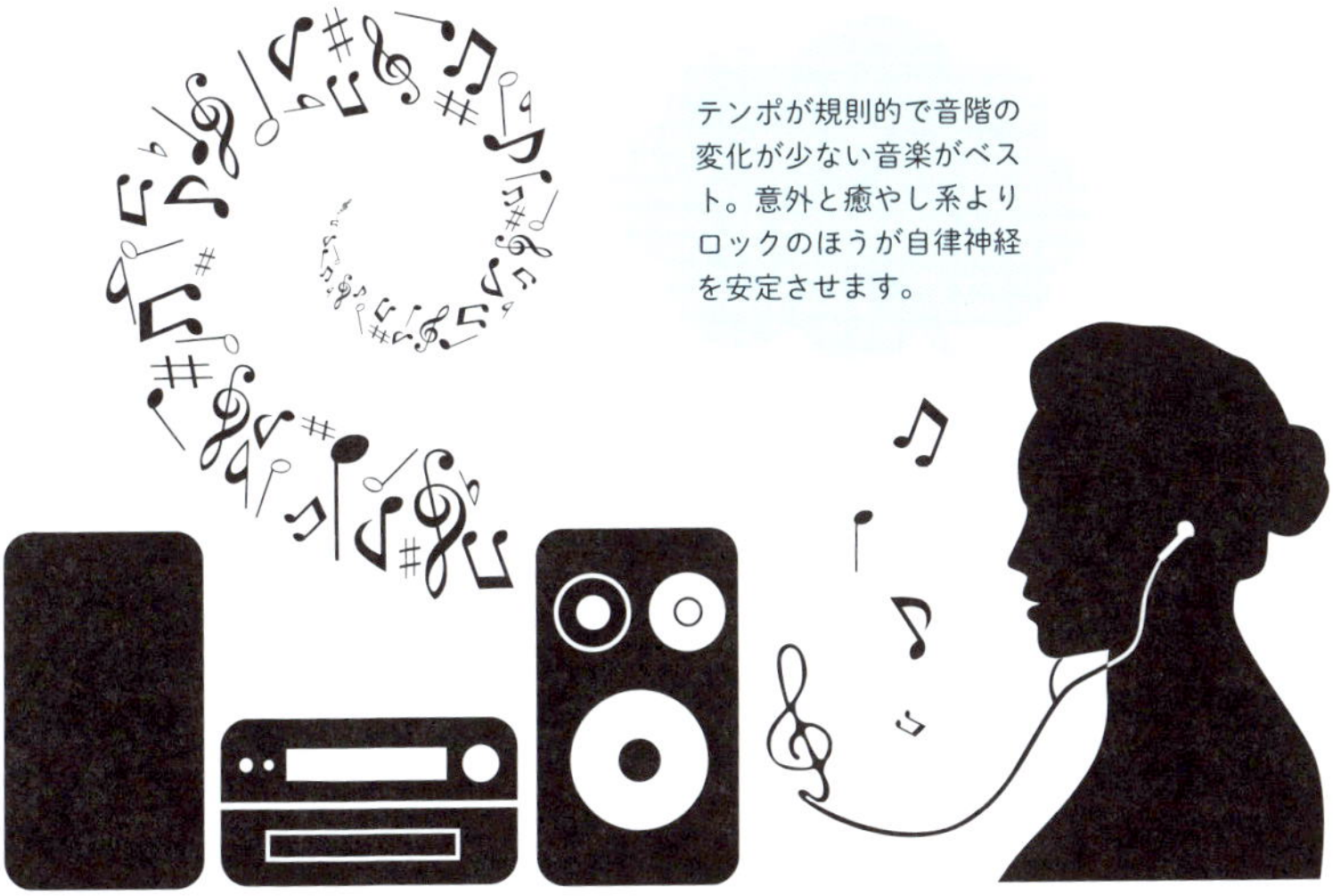

テンポが規則的で音階の変化が少ない音楽がベスト。意外と癒やし系よりロックのほうが自律神経を安定させます。

おすすめ快眠対策 3 リラクゼーション

首のマッサージやツボ押しが効果的

首には全身に血液を送る血管があり、脳から全身に張り巡らされた自律神経の通り道でもあります。そのため、**首がこると血流も悪くなり、副交感神経が高まりません。**寝る前に完骨・風池・展中といった自律神経を整えるツボを押したり、首の後ろにホットタオルをあててマッサージをしたりして筋肉をほぐしましょう。

首マッサージ

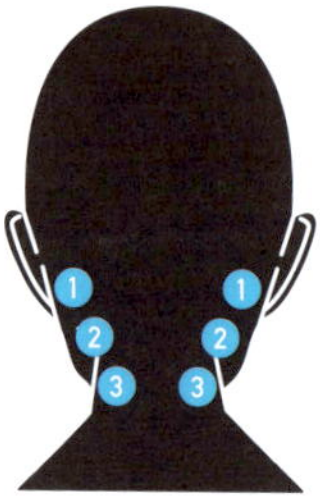

1完骨 2風池 3天柱

耳の内側には副交感神経が集中しており、**やさしく刺激すると副交感神経が高まります。耳かきをすると、何ともいえず気持ちいいのはこのため。**耳かき棒のフワフワのほうを耳の穴に入れ、ゆっくり回転させると次第にリラックスしてきます。**落ち着かないときや、眠れない夜にするのもいいでしょう。**

耳かき

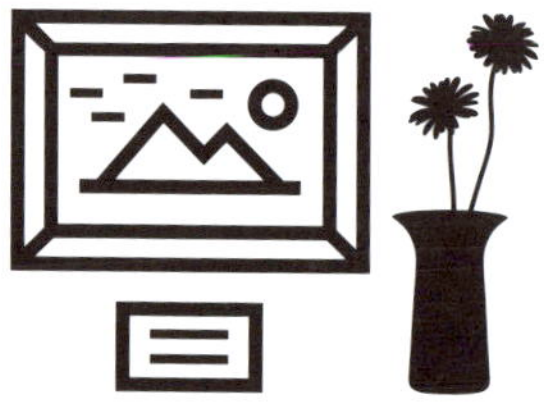

自分だけのリラックスアイテムを見つけましょう。花や絵、写真でもいいですし、枕やタオルなどが落ちつく人もいると思います。

おすすめ快眠対策 4

パジャマ

着替えることでも睡眠モードに切り替わる

寝るときの服装はパジャマがベスト。吸湿性が高く、ゆったりつくられているので寝返りも打ちやすいのが特徴。ジャージや部屋着のまま寝る人も増えていますが、パジャマのほうが睡眠を妨げることなく、朝まで心地よく眠ることができます。また、**パジャマに着替えることで睡眠モードに切り替わり、副交感神経が優位に。心身ともにリラックスして眠気が訪れやすくなるという効果もあるのです。**

ちなみに、睡眠中に靴下を履くのはNG。眠気は深部体温が下がることで生じます。靴下を履いていると足先から熱を放射できず、体に熱がこもって寝つきが悪くなったり、眠りが浅くなったりするので注意。寝る直前まで履いていてもかまいませんが、布団に入るときは必ず脱ぐようにしましょう。

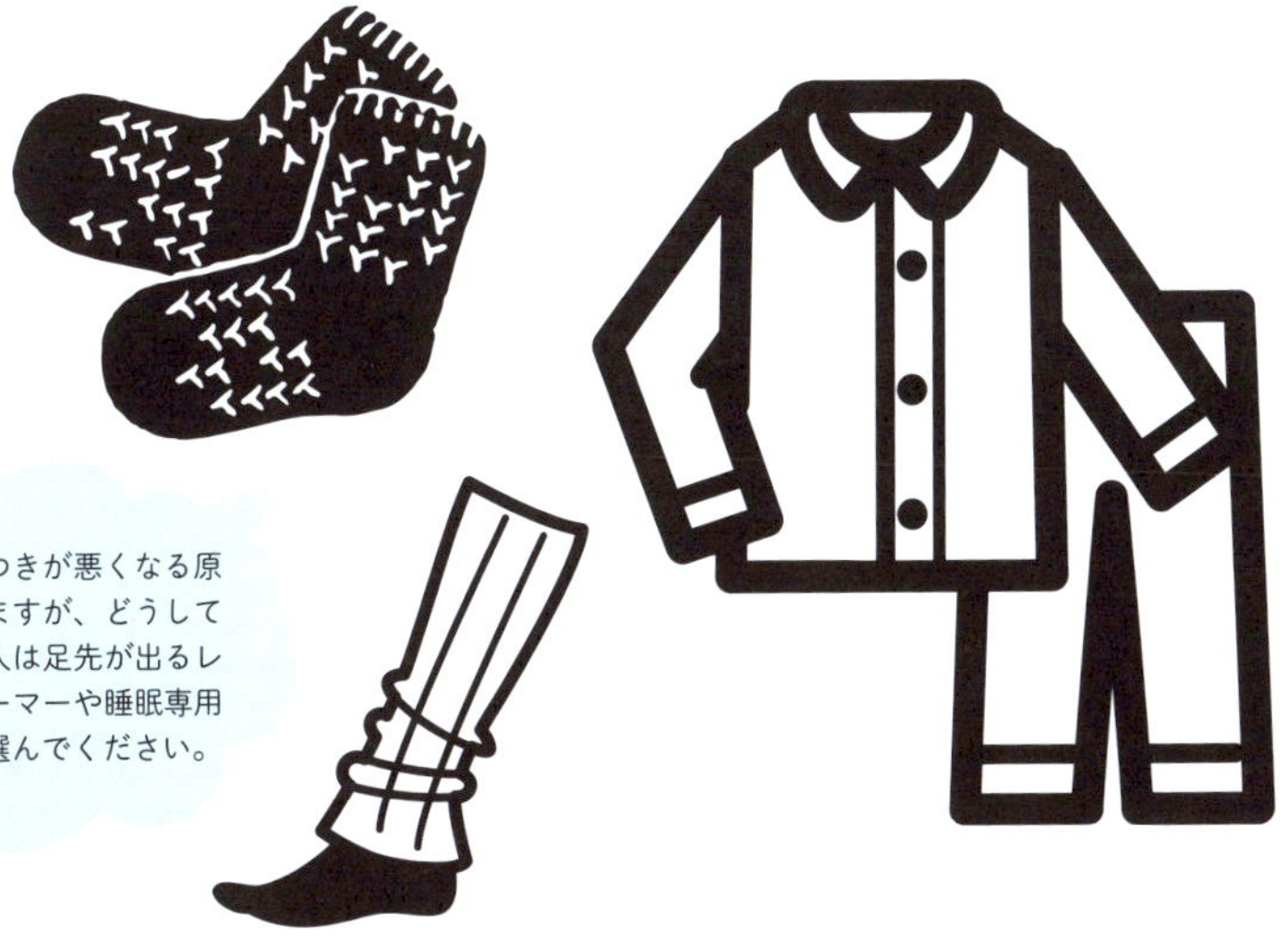

靴下は寝つきが悪くなる原因になりますが、どうしても冷える人は足先が出るレッグウォーマーや睡眠専用の靴下を選んでください。

笑顔、ため息、ゆっくり動く、ゆるく考える

自律神経は私たちの意思でコントロールすることができません。その一方で、私たちの心の動きとは密接に繋がっています。自律神経を整える方法はいろいろありますが、結局のところ、**心にゆとりを持つために「無理をしない」ことが最も大切なのです**。そのために、心がけてほしいことがいくつかあります。

一つは、笑顔でいること。笑顔は心身をリラックスさせる効果があるのを覚えておきましょう。**つくり笑顔でもかまいません。口角を上げるだけで顔の筋肉が緩み、副交感神経が高まります。**

また、ため息をつくことも大事です。ため息は自律神経をリセットするのにとても効果的。心配事や悩み事があるとき、大変なことに取り組んでいるときなどにため息は出るもの。そんなときは緊張して呼吸も浅くなる傾向に。そこで、**長くゆっくりため息をつくと、呼吸が深くなりリラックスできるのです。**

時間に追われて急いだりするのは自律神経にとって大敵。焦ったり急いだりすると呼吸も心拍数も速まります。**ゆっくり行動することも心がけましょう。**

最後は、ゆるく考えるようにすること。例えば、自律神経を整えようと頑張るのもいいですが、こだわりすぎると逆にストレスに。**物事がうまくいかなくても「まぁ、いいか」とゆるく考えることも大切です**。本書の1週間プログラムも、そんなゆるい気持ちでまずはチャレンジしてみてください。

対策を知っていると心と体がラクになる

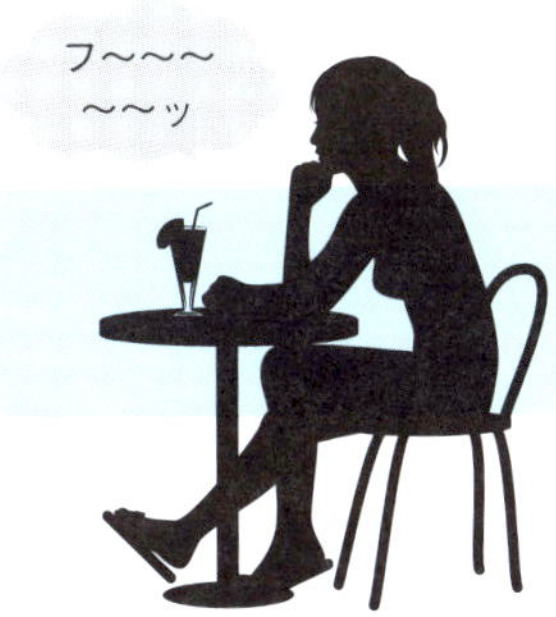
フ〜〜〜
〜〜ッ

ときには大きくため
息をついて

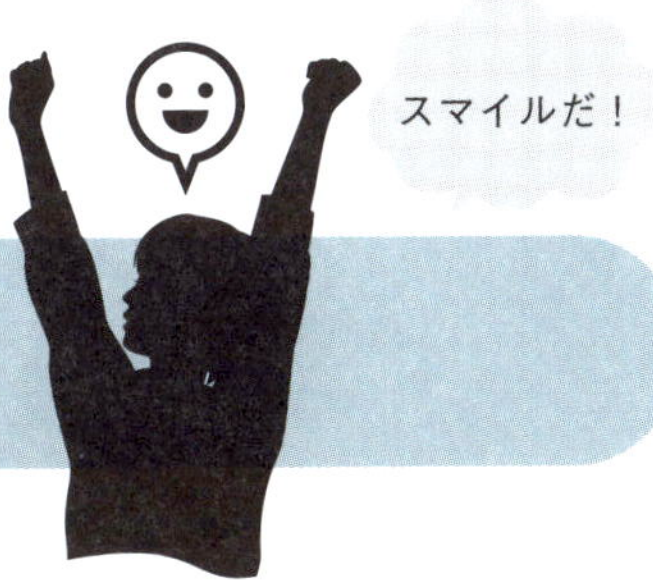
スマイルだ！

つらいときこそ
意識的に口角を上げよう

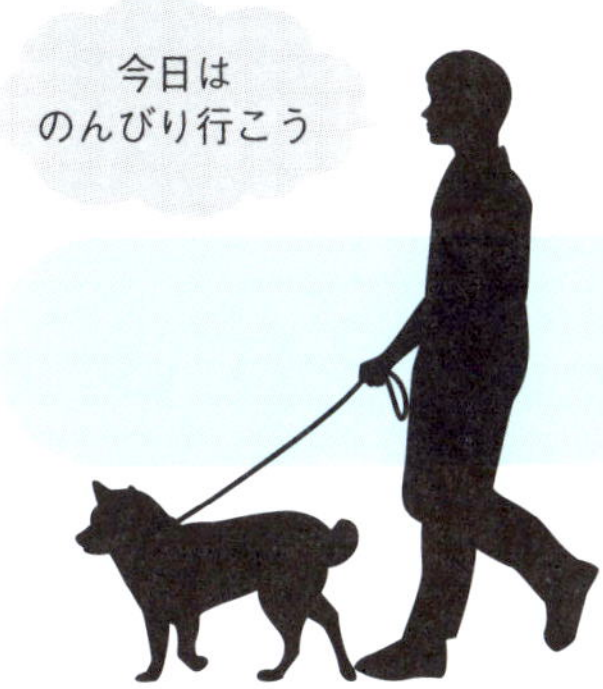
今日は
のんびり行こう

あえて焦らずゆっくり
行動してみる

ま、いっか
大丈夫、大丈夫

たまには
ゆる〜く考える

自律神経を整えるには、気持ちを切り替えるちょっと
したコツを身につけておくことが大切です。

順天堂大学医学部教授

小林弘幸（こばやし・ひろゆき）

順天堂大学医学部教授。日本スポーツ協会公認スポーツドクター。順天堂大学医学部卒業、同大学院医学研究科を修了。ロンドン大学付属英国王立小児病院外科、アイルランド国立小児病院外科での勤務を経て、現職。自律神経の第一人者として、トップアスリートや文化人のコンディショニング、パフォーマンス向上指導に携わる。日本で初めて便秘外来を開設した“腸のスペシャリスト”。「眠れなくなるほど面白い 図解 自律神経の話」（日本文芸社）、「医者が考案した『長生きみそ汁』」（アスコム）など著書多数。YouTube チャンネル「ドクター小林弘幸の健康のカルテ」でも様々な健康情報を配信中。

参考文献

『自律神経を整える最高の食事術』（著者 小林弘幸・宝島社）

『病院に行くほどではない不調に医師がしたこと』（著者 小林弘幸・サンマーク出版）

『腸の名医が30年かけてたどり着いたお腹が弱い人のための30秒腸活』（著者 小林弘幸・アスコム）

『死ぬまで歩くにはスクワットだけすればいい』（著者 小林弘幸・幻冬舎）

※この他にも、多くの書籍やウェブサイトを参考にしております。

STAFF

編集	矢ヶ部鈴香（オフィスアビ）
編集協力	菅原夏子
イラスト	kabu（合同会社 S-cait）
装丁・デザイン	森田篤成、後藤亮一（アイル企画）
校閲	聚珍社

1週《いっしゅう》間《かん》で勝《かっ》手《て》に自《じ》律《りつ》神《しん》経《けい》が整《ととの》っていく体《からだ》になるすごい方《ほう》法《ほう》

2025年4月1日 第1刷発行

2025年7月20日 第3刷発行

著　者	小林《こばやし》 弘幸《ひろゆき》
発行者	竹村 響
印刷所・製本所	株式会社 光邦
発行所	株式会社日本文芸社 〒100-0003　東京都千代田区一ツ橋 1-1-1 パレスサイドビル 8F

乱丁・落丁などの不良品、内容に関するお問い合わせは
小社ウェブサイトお問い合わせフォームまでお願いいたします。
ウェブサイト https://www.nihonbungeisha.co.jp/

Printed in Japan　112250319-112250704Ⓝ03　(240110)
ISBN　978-4-537-22278-4
(編集担当：上原)